LA LOI

LES HÔPITAUX HOMŒOPATHIQUES

ET

LES AMBULANCES HOMŒOPATHIQUES

A PARIS

EN FRANCE ET A L'ÉTRANGER

PAR

HENRI BECKER

AVOCAT A LA COUR D'APPEL DE PARIS

MEMBRE HONORAIRE

DE LA

SOCIÉTÉ MÉDICALE HOMŒOPATHIQUE DE FRANCE

AVEC

BIOGRAPHIE ET PORTRAIT DE S. HAHNEMANN

PARIS

BAILLIÈRE, LIBRAIRE-ÉDITEUR
RUE HAUTEFEUILLE, 19

LIBRAIRIE INTERNATIONALE
A. BAUDOZ ET Cⁱᵉ, LIBRAIRES
15, BOUL. MONTMARTRE, 15

1870

Prix : 2 fr.

LA LOI

LES HÔPITAUX HOMOEOPATHIQUES

ET

LES AMBULANCES HOMŒOPATHIQUES

PARIS. — IMP. SIMON RAÇON ET COMP., RUE D'ERFURTH, 1.

LA LOI

LES HÔPITAUX HOMŒOPATHIQUES

ET

LES AMBULANCES HOMOEOPATHIQUES

A PARIS

EN FRANCE ET A L'ÉTRANGER

PAR

HENRI BECKER

AVOCAT A LA COUR D'APPEL DE PARIS,
MEMBRE HONORAIRE DE LA SOCIÉTÉ MÉDICALE HOMŒOPATHIQUE DE FRANCE

PARIS

BAILLIÈRE, LIBRAIRE-ÉDITEUR
RUE HAUTEFEUILLE, 19

LIBRAIRIE INTERNATIONALE
A. BAUDOZ ET Cᵉ, LIBRAIRES
15, BOUL. MONTMARTRE.

1870

PRÉFACE

Paris, 2 août 1870.

Le travail que je publie n'a pas été fait pour des temps de guerre. Ayant pour objectif l'examen de la situation légale et morale des hôpitaux homœopathiques de la France et de l'étranger, il devait donc être publié sous les auspices de la paix et de la liberté renaissante. Il se fait, au contraire, que l'œuvre va recevoir le jour au moment où les espérances de liberté s'éloignent, et à l'heure où le canon seul a la parole. Nous croyons, toutefois, que la question des hôpitaux homœopathiques, qui comporte aussi celle des ambulances homœopathiques, ne perdra rien de son intérêt si l'on veut bien se figurer par la pensée l'énorme quantité de blessures et de maladies auxquelles vont être exposées des armées concentrées en si grand nombre sur un point restreint de territoire, et pourvues des instruments de destruction les plus perfectionnés.

Cette situation, que les événements viennent de produire, nous laisse au moins la consolation d'espérer que la cause que nous défendons y trouvera son profit. Peut-être verrons-nous enfin, au milieu des calamités publiques, cesser une persécution impie qui dure depuis plus de trente ans, dans notre pays, contre les disciples de Hahnemann.

La guerre, parmi les fléaux inventés par l'homme, n'a pas seule, hélas! le privilége de faire des victimes. L'égoïsme et l'envie, pour agir moins tumultueusement que la poudre, ne sont pas moins redoutables que leur violente compagne. S'il est vrai que l'excès du mal amène le bien, et que, bien souvent, les horreurs de la guerre ont produit des paix durables, nous devons espérer aussi que les excès de l'oppression ramèneront à leur tour l'esprit de tolérance et de concorde sur les ailes de la liberté.

L'homœopathie a fait un grand effort, il y a trois mois. Persécutée par des adversaires implacables, tracassée par des administrateurs devenus les complices des persécuteurs, elle a confié sa cause au public; puis, soutenue par le public, l'homœopathie a osé, sans l'appui des administrations (audace sans pareille), fonder des hôpitaux homœopathiques qui lui avaient été refusés jusqu'ici. Tant il est vrai que les persécutions portent toujours bonheur aux justes causes.

Mais voyez aujourd'hui les conséquences d'une persécution si prolongée. La France a besoin en ce moment de médecins, de chirurgiens, de praticiens, et l'homœopathie, qui en compte déjà de fort célèbres, pourrait fournir à nos armées un utile concours. A-t-on songé un instant aux disciples d'Hahnemann? a-t-on cherché à faire appel à leur savoir et à leur dévouement par un acte réparateur des injustices passées? Nullement. Les personnages officiels se sont emparés des services sanitaires; ils ont absorbé tous les postes dans leur exubérante prétention de tout organiser, de tout faire et de tout sauver. Toute demande de l'homœopathie serait donc rigoureusement repoussée par un *veto* réglementaire.

Dans leur orgueil administratif, les hautes puissances disent même qu'elles n'auraient que faire des services des sociétés privées. Selon le langage administratif, le livre du docteur Chenu, ancien médecin des armées, qui nous a révélé si profondément les vices du système de nos hôpitaux militaires, dans lequel l'on voit l'intendance dominer tout, même le médecin en chef de l'armée, tout comme l'on voit dominer l'administration civile dans la société civile, *est une véritable diatribe* (1). *Quant à la société dont on a parlé* (la Société internationale des secours aux blessés), *elle est mal organisée; son matériel est invisible. Elle a deux ou trois voitures d'ambulance au palais de l'Industrie. Il ne faut donc pas compter sur cette ressource. Le gouvernement s'en est procuré de meilleures en faisant appel au patriotisme des médecins et en utilisant les services des jeunes étudiants incorporés dans la garde mobile. Notre service devant l'ennemi sera donc parfaitement organisé.* (Séance du Sénat du 22 juillet, discours du ministre de la guerre, *Journal des Débats* du 24 juillet 1870.) (2).

---

(1) *Statistique médico-chirurgicale de la campagne d'Italie en* 1859, par le docteur Chenu, médecin principal d'armée en retraite. Paris, 1869. — Le *Journal des Débats*, 17 et 18 septembre, dans son compte rendu de ce courageux ouvrage, contenait cette sentence caractéristique : « Le miracle, c'est que la France trouve encore des médecins militaires pour accompagner ses armées. »

(2) Hâtons-nous de dire cependant pour rendre hommage à la vérité que, grâce à de hautes influences, la réconciliation semble s'être opérée entre l'ad-

Les services seront *donc parfaitement organisés*,
nous voulons bien le croire, mais ils le seront à coup

ministration militaire et la Société internationale, et la note suivante insérée
dans les journaux indique que cette société aura sa part dans les services :

« Ce matin, à dix heures, a eu lieu devant le palais de l'Industrie, où siége
le comité principal, une revue des hommes et du matériel de la première
ambulance volontaire de l'Association internationale des secours aux blessés de
terre et de mer, qui probablement quittera Paris demain ou après-demain pour
se rendre à l'armée.

« Voici quelques détails intéressants sur cette création, placée sous le patronage de l'Empereur et l'Impératrice, dont M. le sénateur comte de Flavigny
est le président et qui compte — c'est tout dire — à la tête de son service médical M. le docteur Nélaton, M. le docteur Chenu, dont les brillants travaux
nous dispensent de faire l'éloge, et M. le docteur Léon Lefort, agrégé à la
Faculté de médecine et spécialiste distingué pour tout ce qui touche à l'organisation des hôpitaux sous la tente.

« Chaque ambulance est établie d'après le système américain : les blessés et
les malades non transportables peuvent être traités sur place jusqu'à guérison
entière.

« Le personnel d'une ambulance se compose d'un chirurgien en chef, de quatre
chirurgiens, de dix aides chirurgiens et de douze sous-aides ayant sous leurs
ordres cinquante-deux infirmiers, dont deux sous-officiers et quatre caporaux.
Ce personnel se complète par un aumônier, un pasteur et trois comptables.

« L'uniforme pour les officiers est la tunique de la marine, le gilet de drap
bleu, dit gilet d'Afrique, le pantalon de drap bleu, les bottes molles, le képi
blanc ou bleu avec la croix rouge internationale.

« Chaque ambulance dispose de quarante chevaux, dont douze de trait pour
le transport de son matériel, lequel comprend huit voitures, de dix-sept grandes
tentes avec leurs lits, cinquante et une petites, et d'innombrables caisses de
linge.

« Chacune des grandes tentes, contenant vingt-quatre lits et couvrant en
moyenne une superficie de 6 mètres de large sur 8 mètres de long, est
d'un montage et d'un démontage extrêmement faciles. Elle peut être mise sur
pied en dix minutes.

« Pour le transport des blessés sous la tente, chaque ambulance dispose de
trois cents lits armés de brancards et de cent civières.

« On estime qu'à chaque bataille, une ambulance peut soigner 1,500 à 2,000
blessés.

« D'ailleurs, chaque ambulance est doublée d'un corps de réserve du personnel médical, qui peut au besoin venir reprendre le service déjà organisé,
et faciliter aux premiers arrivants les moyens de se porter en avant.

« Ce que nous ne saurions trop louer, c'est la merveilleuse rapidité avec sûr sans l'aide de l'homœopathie, qui ne peut entrer dans le service officiel qu'avec son drapeau. Or, les grands seigneurs de nos Facultés se garderont bien de le permettre; il y a longtemps qu'ils ont proscrit réglementairement l'homœopathie de nos écoles.

Donc, la France se privera gratuitement, pour complaire aux Messieurs des Académies, des services de l'homœopathie, qui possède des ressources précieuses dans sa thérapeutique pour les épidémies et le traitement des blessures. Économie de temps et d'argent, un bagage médicamenteux dont le poids est presque nul, des traitements plus rapides des maladies et des blessures, tels sont les bénéfices dont on prive nos armées en épousant les plus mauvaises passions des corps officiels.

Il n'y a qu'en France où l'on voit de pareilles choses. La routine rend aveugle, et le règlement passe avant la raison. Il ne faut pas croire qu'en Prusse et dans les États allemands, où l'homœopathie compte de nombreux adeptes, l'on commettra l'immense faute de faire les dédaigneux pour la méthode de Hahnemann. La Prusse et la Saxe ayant des hôpitaux homœopathiques, leurs armées auront vraisemblablement des ambulances homœopathiques. Puisse l'esprit de rivalité qui anime les

laquelle cette création a été menée. Il y a douze jours, il n'y avait rien de fait et la Société se mettait à l'œuvre avec des ressources véritablement insignifiantes.

« Les frais d'une ambulance reviennent, dit-on, tout compris, à 150,000 francs. En vérité, c'est pour rien. N'y a-t-il pas là de quoi tenter quelque généreux donataire?

« C'est demain ou après-demain que la première ambulance quitte Paris pour se rendre à l'armée. » (*Journal des Débats*, 2 août 1870.)

deux peuples amener aujourd'hui la France à imiter ses ennemis dans les services médicaux! La guerre aura au moins servi les intérêts de l'humanité.

En Amérique, lors de la guerre de sécession, l'on fit une triste expérience qui ne se renouvellerait plus si jamais une guerre, ce qu'à Dieu ne plaise, venait de nouveau armer les citoyens. L'homœopathie y est maintenant trop puissante, et les femmes américaines qui, à cette époque, furent des anges pour les blessés, ne le permettraient pas. Des médecins s'étaient présentés comme homœopathes pour traiter les blessés ; les allopathes, qui occupaient alors, comme partout, les postes officiels, menacèrent de donner leur démission si l'on acceptait le concours de leurs collègues dissidents. Les homœopathes se retirèrent alors, parce qu'ils ne voulaient pas causer la désorganisation des services, et que, d'un autre côté, ils ne voulaient rien tenir de la faveur de leurs adversaires ; ils se contentèrent de traiter les blessés qu'on leur amenait dans les villes (1). Mais com-

(1) M. le docteur Hermann, originaire d'Amérique et établi à Paris depuis quelque temps comme médecin homœopathe, nous a raconté ce qui suit :

En 1862, au début de la guerre de sécession, les États du Nord, surpris et pris au dépourvu, n'avaient rien d'organisé pour faire la guerre. Au moment de l'organisation, le ministre de la guerre, M. Stanton, avait offert aux médecins homœopathes de leur établir pour eux seuls un hôpital homœopathique à Washington, s'ils voulaient prendre leur part des services médicaux de l'armée. Cette proposition fut acceptée ; mais lorsque les médecins allopathes qui composaient le corps médical de l'armée vinrent à apprendre cette nouvelle, ils menacèrent de donner en masse leur démission. Si la menace s'était réalisée, l'armée perdait au minimum un millier de médecins. Devant l'impossibilité de combler un pareil vide, et dans un moment si pressant, les médecins homœopathes préférèrent se retirer pour ne pas priver l'armée de médecins qui, tout en n'offrant qu'un corps médical très-imparfait, valaient toujours mieux que rien.

Quoi qu'il en soit, la liste des homœopathes qui par dévouement voulurent

bien revinrent estropiés ou infirmes de ces ambulances barbares dans lesquelles le traitement ne consistait qu'à tailler, couper et brûler ! On raconte que le fils d'un homœopathe de Philadelphie fut blessé à la jambe par un coup de feu. La balle avait traversé le tibia de part en part. Rapporté à l'ambulance, et ayant subi un traitement pendant plusieurs jours sans que la blessure s'améliorât, les praticiens se mirent en devoir de lui couper la jambe. Le blessé s'y refusa, mais voyant qu'ils allaient opérer malgré lui, il prit son revolver et menaça de tuer les opérateurs. Cette attitude lui sauva la jambe, car ramené chez son père, ce dernier guérit le jeune blessé avec la *silicea*, auquel les allopathes nient toute action curative, tandis que les homœopathes considèrent ce médicament comme un des plus précieux

bien entrer dans les rangs de leurs adversaires est encore assez nombreuse. Nous la trouvons dans le vol. V, 1870, p. 255, du *Journal des États-Unis* (*medical and chirurgical*). La même liste contient aussi les noms des homœopathes qui avaient accepté de servir dans les armées confédérées du Sud. Le chiffre indiqué est 47. Parmi les états de service que relève ce journal, il en est qui témoignent que l'allopathie est impitoyable et qu'elle ne pardonne même pas dans les temps de calamité publique. Ce journal cite le fait suivant, p. 258, au nom de Jones. « J'étais, dit le docteur Jones, avec le 15e régiment des volontaires illinois, comme chirurgien volontaire, à la bataille de Pitsbourg-Landing. Après la bataille de Hatchy, j'étais muni d'un contrat, et j'avais la charge entière d'un régiment jusqu'au jour où *Fuller* (allopathe) ayant découvert que le régiment avait un homœopathe, donna ma place à un autre médecin allopathe, et commit cette injustice en dépit et malgré la volonté contraire du général Hulbert. Ceci se passait en 1862, et je redevins chirurgien volontaire jusqu'en 1864. » Un autre docteur, M. Petherbridge, dit : « Quand j'entrai au service, recommandé par mes principes homœopathiques, je rencontrai beaucoup d'ennuis parmi mes confrères allopathes, mais j'en triomphai à cause de mon savoir comme chirurgien et comme médecin. »

Nous enregistrons ces documents au bilan des persécutions subies par l'homœopathie.

agents de leur thérapeutique dans les plaies avec suppuration.

Tout cela est très-sérieux. La méthode thérapeutique
de Hahnemann est une des plus grandes merveilles des
temps modernes, et l'humanité en doit à cet homme de
bien une reconnaissance éternelle. Mais, rappeler en ce
moment Hahnemann, qui est né en Saxe, est-ce s'exposer à s'entendre dire : Vous êtes donc pour la Prusse?
Non, c'est rappeler à ceux qui l'ignorent encore que
ce grand homme fit de la France sa seconde patrie après
avoir doté notre pays de son immense découverte.

H. BECKER.

Nota. Suite de la lettre, p. XIII.

Pour compléter la lettre de M. Trischer, nous croyons aussi pouvoir recom
mander l'emploi des médicaments suivants :

Ledum palustre dans les cas d'hémorrhagie.

Conium maculatum dans les affections résultant de meurtrissures et de
contusions anciennes.

Aconitum napel dans les fièvres.

Belladona dans les accès de tétanos.

Silicea et *mercurius* dans les plaies avec suppuration trop abondante.

H. B.

LETTRES A L'AUTEUR

Mon cher collègue,

J'ai lu avec plaisir votre travail sur la législation qui régit dans notre pays les établissements hospitaliers. J'applaudis de grand cœur aux efforts que vous faites pour engager les médecins à se passer des administrations et à ne compter que sur l'initiative individuelle pour accomplir les réformes que demandent si impérieusement l'intérêt des malades et la liberté de l'enseignement.

La fondation d'un hôpital et d'une clinique homœopathiques rue Saint-Jacques, 282, est un premier fruit de cette initiative. C'est aussi un premier pas dans la voie de l'indépendance ; espérons que ce ne sera pas le dernier.

Ne croyez pas que les glorieuses victimes de la guerre soient entièrement privées des secours de la thérapeutique homœopathique. Sans doute l'administration n'acceptera pas nos personnes, mais la thérapeutique homœopathique a fait invasion depuis longtemps dans le domaine commun, et soyez certain que l'*arnica* et l'*aconit* seront bien souvent employés.

Nous voudrions faire plus, il est vrai, mais ici comme pour l'hôpital, ne comptons que sur nous-mêmes, c'est le moyen d'arriver à un résultat sans compromettre l'indépendance de notre action.

Agréez, mon cher collègue, l'assurance de ma considération distinguée.

Dʳ P. Jousset.

Paris, 3 août 1870.

Très-honoré collègue,

Disciples fervents d'une science nouvelle, nous avons le bonheur de contempler les premiers les vérités précieuses qu'elle nous a révélées.

Mais pour tant d'autres qui ont refusé de les voir, ces vérités sont taxées d'erreur, et l'homœopathie devient un charlatanisme. Or le charlatanisme est un délit réprouvé par la loi ; on invoque celle-ci contre nous, on nous décrie, on nous repousse.

Aussi, sommes-nous heureux d'avoir pour collègue un légiste intègre et distingué prêt à nous défendre contre des ennemis si nombreux.

Et d'abord comment la loi pourrait-elle atteindre une science qui n'existait pas encore quand la loi fut édictée? Elle ne pouvait ni la connaître, ni l'apprécier, ni la condamner. Ce serait le cas de lui faire dire avec l'agneau de la fable. « Comment l'aurais-je fait si je n'étais pas né? »

Nous sourions à l'accusation de charlatanisme ; car il suffit d'énumérer nos livres, nos revues, nos sociétés, notre lutte victorieuse de cinquante années, ici aussi bien qu'ailleurs, pour démontrer que nous ne sommes point des charlatans, et si nous sommes des disciples de la science, pourquoi nous dénier nos droits ?

Ces droits, cher collègue, vous les défendez avec l'éloquence d'un esprit supérieur et convaincu ; c'est-à-dire le droit d'enseigner notre doctrine et de former des élèves, le droit de fonder des hôpitaux et de soulager les pauvres sans être interdits ou confisqués.

C'est encore le droit de porter secours aux blessés sur le champ de bataille et de faire participer la France aux bienfaits de cette thérapeutique nouvelle qui *soulage* et *guérit* dans une bien plus grande proportion que l'ancienne, ajoutons aussi — *qui dépense cent fois moins*. Nous aurons alors mis un grave argument d'économie politique et de charité chrétienne au service de votre défense si énergique et si juste.

Pour ma part, je vous en remercie, comme d'une grande et noble action, et vous prie d'agréer mes sentiments de confraternité les plus distingués.

D^r Ch. Ozanam.

Paris, 4 août 1870.

Hochgeehrter Herr!

Ich erfahre soeben, dass eine Broschüre über homöopathische Hospitäler und homöopathische Ambulancen in nächster Zeit von Ihnen erscheinen wird.

Gestatten Sie mir als Beitrag zu Ihrer interessanten Arbeit meine Erfahrungen über die *homöopathische Behandlung der Wunden* mitzutheilen, in der Hoffnung, durch Lesen Ihrer wohlthätigen Arbeit und dieser meiner Mittheilungen die Anregung zu geben, manchem Unglücklichen durch Anwendung untengenannter Mittel seine Glieder zu erhalten.

Bei der wirklich die ärztliche wie die Laienwelt in gleich hohem Grade beschäftigenden Frage der Errichtung von Ambulancen für die Verwundeten drängt es mich, Ihnen, wenn auch für dieses Mal nur in aller Kürze, Mittheilungen über die grosse Leistungsfähigkeit der Homöopathie in Behandlung *äusserer Verletzungen und ihrer Folgezustände* um so mehr zu machen, als unsere Heilresultate derartige sind, dass sie durch *Ersparung schmerzhafter Operationen* in augenfälliger Weise die Uebermacht der Homöopathie über die Chirurgie zu zeigen im Stande sind.

Wenn wir die Verletzungen in *unblutige* und *blutige* abtheilen und mit ersteren beginnen, so begegnen wir einmal den Erschütterungen durch *Fall, Stoss* oder *Schlag*, dann den *Verrenkungen* und *Verstauchungen*, den *Quetschungen* und *Knochenbrüchen*. Wir besitzen für diese Fälle in Arnica, Rhus, Ruta, und bei allenfalsig eintretendem *Brand* in Lachesis und Arsenic ausgezeichnete Mittel. Was *in specie* die *Knochenbrüche* betrifft, so gestatten Sie mir hierüber eine Stelle aus Dr. Jahr's *Therapeutischem Leitfaden für angehende Homöopathen* anzuführen, er sagt, pag. 298: «Von dem, was Symphitum officinale bei Knochenbrüchen zu schnellerer Beförderung der Callusbildung thut, ist mir einst ein Fall vorgekommen, der zu einem wahren Triumph für unsere Kunst geführt hat. Ein zehnjähriger Knabe aus achtbarer Familie hatte sich den Oberarmknochen dicht unter dem Schultergelenke zerbrochen, und für die chirurgische Hilfeleistung war ein junger, äusserst geschickter und sich als Operateur damals schon eines gewissen Rufes erfreuender Privatdocent der Chirurgie an der Pariser medizinischen Schule zu Hilfe gerufen worden. Vom Vater des Kindes befragt,

was er vom Beigebrauch homöopathischer Mittel während seiner chirur-
gischen Behandlung halte, antwortete er, dass er den Homöopathen
hierin vollkommen freie Hand lasse, indem seine Sache nur der chirurgische Theil der Behandlung sei. Ehe er den Verband anlegte, wurden
nun in seiner Gegenwart die nöthigen Compressen mit gewässerter Sym-
phitum-Tinctur befeuchtet und zugleich mit Symphitum eine Wasser-
auflösung bereitet, von der das Kind Anfangs täglich drei, nach drei,
vier Tagen aber nur früh und Abends einen Theelöffel voll nehmen
sollte. Herr Dr. *** liess diess ruhig geschehen, legte den Verband an
und versprach, nach 14 Tagen wieder zu kommen. Während dieser
ganzen Zeit wurde nun Symphytum nicht mehr äusserlich, sondern nur
noch innerlich auf die angegebene Weise angewendet, und als Dr. ***
nach 14 Tagen wiederkam und nach abgelöstem Verband den Arm des
Kindes befühlte, rief er ganz erstaunt aus: «Nein, wenn ich selbst den
Knochenbruch nicht untersucht gehabt, so würde ich es nicht glauben,
dass einer stattgefunden! Eine so schnelle Heilung habe ich noch nie
gesehen; der Arm ist ja bereits ganz fest, und wenn ich heute noch
einen Verband anlege, so geschieht diess nur um der grösstmöglichsten
Sicherheit willen. »

Nennen wir nun die *blutigen* Verletzungen und unter ihnen zuerst
die *Stich-, Schnitt-* und *Hiebwunden,* so besitzen wir in Hypericum
perforatum in der That ein ausgezeichnetes Mittel. *Gequetschte Wunden:*
ist nur die *Haut* zerrissen, genügt Arnica innerlich und äusserlich
vollständig; sind aber *ganze Stücke Fleisch* losgerissen, so hilft Calendula
unendlich viel schneller und sicherer als Arnica. Selbst bei *Schuss-
wunden,* wo das ganze Glied zerschmettert worden ist, ist Calendula
unersetzlich. Lassen Sie hierüber anführen, was mein Hochverehrter
College Dr. Jahr sagt: Bei einem jungen Manne, dem der Oberarmknochen
ganz zerschmettert war, und der sich eben um keinen Preis amputiren
lassen wollte, konnten wir unter fortwährender Anwendung der Calendula sogar die nöthigen Operationen zur Extraction der Knochen-
splitter vornehmen, *ohne dass Eiterung eintrat,* indem endlich Alles
unter trockener Granulation heilte und der Mann zwar einen verkrüp-
pelten, doch aber einen leidlichen Arm und vor Allem sein Leben davon
trug. Dasselbe gilt von allen Operationen, in denen Knochenstücke
herausgeschnitten und dabei die weichen Theile oft auf das Schauder-
hafteste gequetscht und zerrissen wurden; auch hier ist Calendula zur
Verhütung der Eiterung unerlässlich. »

Bei ins Fleisch eingedrungenen Splittern, die man nicht wieder
erfassen kann, um sie herauszuziehen, hilft oft eine einzige Gabe

Hepar sulfuris calcar, indem sie oft schon über Nacht die Stelle zur
Eiterung bringt, so dass der Splitter dann von selbst ausgestossen wird.

Was sodann die *Nebenzufälle* bei Wunden anbelangt, so wenden wir
vor Allem bei *Blutungen* Arnica innerlich und äusserlich an mit dem
besten Erfolge und sind nur bei zu Blutungen disponirten Individuen
genöthigt, zu Ipecacuana und Phosphor zu greifen. *Entzündung der
verletzten Theile* : Der *Rothlauf*, den die Chirurgen so sehr und mit
Recht fürchten und welcher namentlich im heissen Sommer zu Wunden
hinzutritt, heilt stets glücklich mit Rhus. *Wundfieber* bei guter homöopathischer Behandlung ohnediess viel seltener vorkommend als bei allo-
pathischer, weicht dem innerlichen Gebrauch der Arnica. Von Wund-
starrkrampf liegt nur *eine* Beobachtung vor, welche aber von Jahr
durch Augustura glücklich geheilt wurde. Was die *Pyaennie* anbelangt,
haben wir diese nicht zu behandeln, indem es uns gelingt, durch
Anwendung der Calendula der Fieberung und dadurch der Aufsaugung
des Fiebers durch die Venen und seinem Uebergang in das Blut vor-
zubeugen (1).

Diess wären die Resultate unserer Behandlung der Verletzungen,
und Sie sehen, dass wir so vielen Verwundeten ihre Glieder durch
unsere *scheinbar* nichtigen, aber so mächtig wirkenden Mittel erhalten
würden, während sie sonst unfehlbar dem Messer des Chirurgen ver-
fallen.

Hoffen wir nun für den Augenblick, dass wir bald in die Lage
kommen werden, durch unsere Resultate in der Behandlung der
Wunden und ihrer Folgezustände auch in dieser Beziehung das Ueber-
gewicht unseres Heilverfahrens zu beweisen und so manchem Unglücklichen nicht bloss das Leben, sondern auch die zur Amputation bestimmt
gewesenen Glieder zu erhalten !

In der Hoffnung, Ihnen bald die Resultate unserer Kriegsbehandlung
mittheilen zu können, verharre ich

     mit ausgezeichneter Hochachtung

Dr. Fr. Tritschler,

Médecin-chirurgien homœopathe, ancien professeur agrégé à la Clinique d'accouchement
et des maladies utérines, de la Faculté de
Tubingue.

Paris, 4. August 1870.

(1) Voy. p. viii, Nota.

TRADUCTION ABRÉGÉE DE LA LETTRE PRÉCÉDENTE.

MONSIEUR,

J'apprends que vous allez publier une brochure sur les hôpitaux et les ambulances homœopathiques, et je viens vous prier de vouloir bien accueillir le fruit de mon expérience pratique relativement au traitement homœopathique des blessures, dans l'espoir que cela pourra contribuer à sauver les membres de quelques malheureux blessés et à leur épargner des opérations douloureuses. L'homœopathie prouvera par là sa haute puissance.

Les blessures se divisent en deux catégories : celles qui sont sans effusion de sang et celles qui se font avec effusion de sang.

Dans les premières, nous rencontrons les lésions par chutes, chocs ou coups, les déboîtements, les entorses, les meurtrissures et les fractures. Nous possédons pour ces diverses lésions, *arnica*, *rhus*, *ruta*, et, dans les cas de gangrène, *lachesis* et *arsenic*.

En ce qui concerne les fractures, permettez-moi une citation empruntée au *Manuel thérapeutique* de Jahr pour les homœopathes qui commencent, p. 298 : « J'ai vu un fait qui a été pour moi un véritable triomphe de notre art, et qui prouve que *symphitum officinale* peut dans les fractures activer l'accélération rapide de la formation du calus. Un jeune garçon de 10 ans avait eu le haut du bras cassé à l'articulation de l'épaule, et le chirurgien appelé, qui appartenait à l'école de Paris, ne fit aucune opposition à l'application de l'homœopathie pendant le traitement. Avant de poser le bandage, les compresses nécessaires furent mouillées avec une solution préparée avec cette teinture, dont l'enfant devait prendre d'abord une cuillère à thé tous les jours trois fois pendant trois ou quatre jours, puis après une fois matin et soir. Pendant quinze jours le *symphitum* fut pris *intus* seulement, et lorsque le chirurgien revint au bout de quinze jours, il s'écria tout étonné après avoir examiné le bras : « Non, si je n'avais pas moi-même examiné la fracture, je ne voudrais pas le croire. Je n'ai jamais vu une guérison si rapide ; le bras est déjà ferme, et si je repose le bandage, c'est simplement par mesure de prudence. »

Les lésions avec effusion de sang, telles que les piqûres, les coupures et les coups, trouvent d'excellents remèdes dans l'*hypericum perforatum*. Pour les *meurtrissures*, c'est-à-dire les plaies dans lesquelles la peau est enlevée, l'*arnica*, *intus* et *extra*, suffit complétement ; quand la peau est entièrement arrachée, *calendula* agit plus sûrement et plus rapidement qu'*arnica*. Et même pour les blessures faites par des armes à feu, dans lesquelles le membre est fracassé en entier, *calendula* est irremplaçable. Permettez-moi de vous citer encore mon digne et estimé collègue M. Jahr. Un jeune homme, qui avait eu l'os du haut du bras entièrement fracassé, ne voulait à aucun prix se laisser amputer. Nous réussîmes par une application continue de *calendula* à faire les opérations nécessaires pour l'extraction des éclats d'os, *sans qué la suppuration arrivât;* et enfin tout guérit par voie de granulation sèche. Le jeune homme conserva un bras difforme, mais cependant un bras passable, en même temps que la vie. Il en est de même de toutes les opérations dans lesquelles des éclats d'os sont coupés, et les parties molles sont souvent écrasées ou déchirées de la façon la plus terrible; dans ce cas, *calendula* est indispensable pour empêcher la suppuration.

Dans les cas de corps étrangers enfoncés dans la chair, et que l'on ne peut retirer, on se sert, pour arriver à l'expulsion, d'une seule dose de *hepar sulfur.*, de manière à amener la suppuration en vingt-quatre heures et à entraîner de lui-même le corps étranger au dehors.

Pour les blessures, nous appliquons avec les meilleurs résultats dans les cas où le sang coule, *arnica*, *intus* et *extra*, et si les individus sont prédisposés au flux de sang, il faut prendre *ipecacuanha* et *phosphor.* *Inflammations des parties lésées.* L'érysipèle, que les chirurgiens craignent tant et avec raison dans les moments de chaleur, se guérit toujours avec succès par *rhus.* La *fièvre traumatique*, qui se présente beaucoup plus rarement en homœopathie qu'en allopathie, cède à l'usage interne de *arnica*.

A l'égard du *tétanos,* Jahr nous fournit une observation qui a été heureusement guérie par *angustura.* Pour la *pyohémie*, nous n'avons pas à la traiter, parce que nous arrivons par l'emploi de la *calendula* à éviter la fièvre, et par conséquent l'absorption de la fièvre par les veines et sa transmission dans le sang.

Tels sont les résultats de notre traitement des lésions, et vous voyez que nous trouvons moyen de conserver les membres de beaucoup de blessés par nos ressources médicales, qui ont si peu d'apparence et qui cependant sont si puissantes, tandis que autrement le couteau du chirurgien ne manquerait pas d'intervenir.

Dans l'espérance de pouvoir démontrer victorieusement les résultats de notre thérapeutique médicale en soulageant les malheureuses victimes de la guerre, j'ai l'honneur d'être...

D^r F_R. TRITSCHLER.

Paris, 4 août 1870.

TABLE DES MATIÈRES

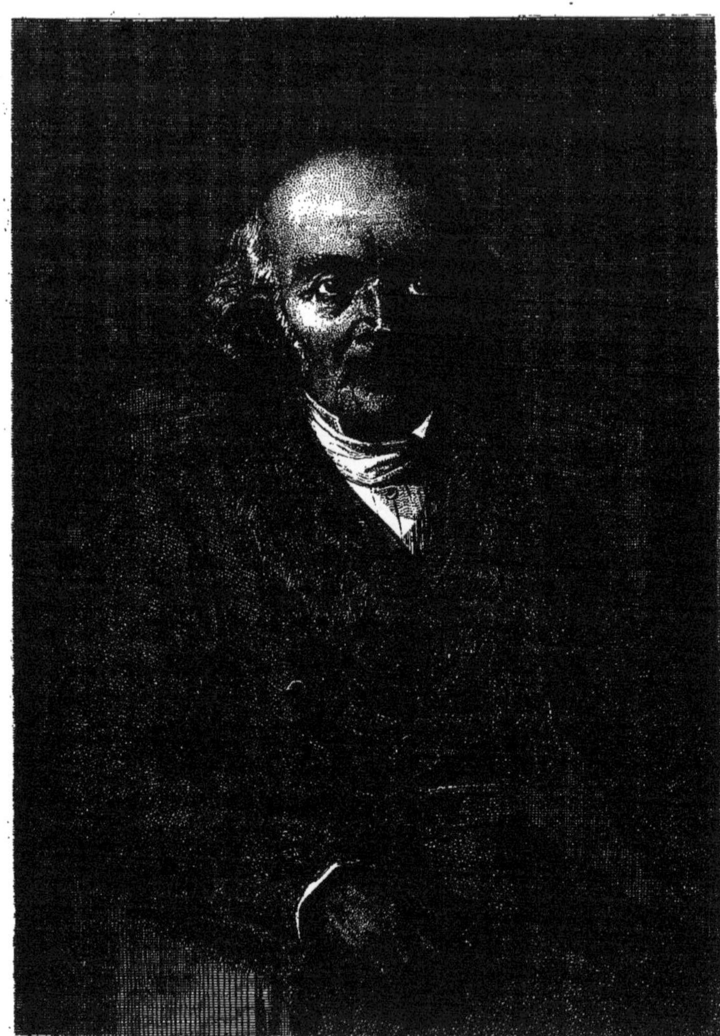

SAMUEL HAHNEMANN.

Publié par J. B. Baillière, à Paris.

INTRODUCTION

Il n'est plus nécessaire de démontrer aujourd'hui la vérité
des principes de Hahnemann. Le *Similia similibus* est passé
dans le domaine incontestable des faits révélés par l'expérience. Une riche et nombreuse littérature homœopathique
l'atteste maintenant dans les deux hémisphères.

La France, ce pays d'avant et de recul, qui des premiers
a donné l'hospitalité à l'homœopathie opprimée, était aujour-
d'hui la dernière nation qui n'eût pas ses hôpitaux homœopathiques. La science y était faite, mais l'enseignement ne
l'était pas. Paris, cette capitale du monde civilisé, n'avait
même pas un hôpital, c'est-à-dire ce théâtre de démonstration publique, sans lequel on ne peut espérer convaincre
lorsque la lutte s'engage. Il fallait plus que des livres pour
satisfaire la curiosité scientifique de la jeunesse, à laquelle on
avait représenté l'homœopathie comme un vil charlatanisme.
Les travaux les plus consciencieux des auteurs ne suffisaient
pas pour ramener les esprits découragés et faire croire à
des médecins devenus sceptiques au milieu des insuccès de
leur pratique traditionnelle, que la thérapeutique hahnemannienne se rapprochait d'une science exacte par la sûreté
de sa méthode. L'hôpital, ou plutôt les deux nouveaux hôpitaux homœopathiques de Paris, car ils sont nés tous deux
en même temps, ont surgi forcément comme par explosion

de cette situation injuste et irritante. La vérité ne pouvait pas être éternellement voilée.

Hommage donc à Hahnemann, cet homme de génie dont la vaste érudition a su faire tourner au profit de l'humanité, à laquelle il avait voué le plus profond amour, l'immense découverte de l'homœopathie! hommage encore à son dévouement, à son courage, à sa persistance, qui lui ont appris à se mettre au-dessus des persécutions inspirées par la jalousie, par la haine même de ses adversaires, que la révélation de sa doctrine avait confondus! C'est à sa mémoire que les deux hôpitaux sont consacrés. Honneur à lui, qui, par son exemple, a enseigné à ses disciples cette persistance de volonté qui les a soutenus jusqu'ici et les anime encore au milieu de cette série d'obstacles, de vexations et d'oppressions dont le grand homme a eu aussi sa part!

I

VIE DE HAHNEMANN ET DÉCOUVERTE DE L'HOMOEOPATHIE (1)

Samuel Hahnemann, docteur en médecine et conseiller aulique du duché d'Anhalt-Kœthen, est né à Meissen, petite ville de la Saxe, le 10 avril 1755. Son père était peintre sur porcelaine à la manufacture royale ; c'était un homme pauvre, mais honnête et religieux, qui donna à son fils, au lieu des préceptes d'une morale aride, les leçons toujours éloquentes des bons exemples.

(1) Extrait de l'*Annuaire homœopathique*, Catellan. Baillière, éditeur à Paris, 1865. — Cet excellent livre, publié sous le nom modeste d'Annuaire, est le plus précieux recueil de renseignements qu'on puisse trouver sur l'homœopathie. Nous engageons tout lecteur, qui veut se rendre compte lui-même, à le lire attentivement.

A l'âge de douze ans, le jeune Samuel entra à l'École provinciale, dirigée par le savant professeur Müller, qui distingua de suite dans le nouvel élève des aptitudes exceptionnelles, et se prit pour lui d'une vive affection.

Les premières études du jeune Hahnemann terminées, le docteur Müller se chargea des frais de ses études académiques, qu'il fit rapidement et d'une manière brillante ; puis, se sentant entraîné vers la médecine, il partit pour l'Université de Leipsick (1775), n'emportant pour toute ressource que ses illusions de vingt ans et soixante francs que son père lui remit en lui faisant ses adieux.

Pour subvenir à ses besoins, Hahnemann fut obligé de traduire en allemand des livres anglais, français ou italiens. Mais, pour ne dérober aucun instant à ses études médicales, il résolut de prendre sur son sommeil le temps nécessaire à ses traductions, auxquelles il consacra pendant longtemps une nuit sur deux.

De Leipsick, il alla étudier à Vienne, puis à Leopoldstadt, où il se lia d'une étroite amitié avec le célèbre Quarin. Il accompagna ensuite à Hermannstadt, en qualité de bibliothécaire et de médecin particulier, le baron de Brukental, gouverneur de la Transylvanie.

Le 10 août 1779, il soutenait brillamment sa thèse inaugurale à la faculté d'Erlangen, et recevait le diplôme de docteur en médecine.

Ensuite Hahnemann habita successivement Hettstædt, Dessau, où il s'occupa tout spécialement de chimie et de minéralogie, puis la petite ville de Gommern, où il épousa, en 1785, la fille du pharmacien Kuchler.

Deux ans après son mariage, il se rendit à Dresde. Là, comme partout, il fut remarqué par des hommes distingués, et particulièrement par le docteur Wagner, premier médecin de la ville, qui lui confia souvent par intérim ses fonctions de médecin en chef des hôpitaux de Dresde.

De 1786 à 1792, nous voyons le futur réformateur publier une série d'opuscules, de traités ou d'articles de journaux, qui fixent sur lui l'attention du public et des savants.

En 1791, l'Académie des sciences de Mayence et la Société économique de Leipsick l'appellent dans leur sein.

Cette même année, Hahnemann quittait Dresde pour retourner à Leipzick, théâtre de ses premières études et de ses premières luttes contre la souffrance. Là, après une pratique de dix années et au moment d'atteindre la fortune avec la renommée, il renonçait à l'exercice de la médecine parce qu'elle n'avait plus sa foi.

Cette résolution brisait son avenir et réduisait à la pauvreté sa nombreuse famille ; mais les scrupules et les délicatesses de sa conscience lui commandaient de sacrifier sa tendresse de père à son devoir de médecin ; il n'hésita pas.

Voici comment il raconte lui-même à l'illustre docteur Hufeland, son ami, les perplexités de son âme :

« C'était, dit-il, un supplice pour moi de marcher toujours dans l'obscurité, avec nos livres, lorsque j'avais à traiter des malades, et de prescrire, d'après telle hypothèse sur les maladies, des choses qui ne devaient qu'à l'arbitraire leur place dans la matière médicale. Je me faisais un cas de conscience de traiter les états morbides inconnus de mes frères souffrants par des médicaments inconnus qui, en leur qualité de substances très-actives, peuvent si facilement (quand ils n'ont pas le cachet d'une rigoureuse appropriation, que le médecin ne saurait leur donner, puisqu'on n'a point encore examiné leurs effets propres) faire passer de la vie à la mort, ou produire des affections nouvelles et des maux chroniques souvent plus difficiles à éloigner que ne l'était la maladie primitive. Devenir ainsi le meurtrier de mes frères était pour moi une idée si affreuse et si accablante, que je renonçai à la pratique pour ne plus m'exposer à nuire. »

La confiance de Hahnemann dans la médecine des écoles fut bien plus ébranlée encore quand il la vit impuissante à guérir ou à soulager ses enfants, atteints de maladies dangereuses. Cependant sa détresse, dans ces circonstances, lui donnait la foi dans une thérapeutique future qu'il appelait de toutes ses aspirations religieuses :

« Il y a un Dieu qui est la sagesse et la bonté mêmes, s'écriait-il ; alors il doit y avoir aussi un moyen créé par lui de guérir les maladies avec certitude (1). »

Cette idée qu'il devait exister un moyen certain de guérir ne l'abandonna plus. Le livre de la bonne nouvelle avait dit : *Cherchez et vous trouverez*. Il résolut de consacrer sa vie à vérifier cette promesse évangélique en l'appliquant à la médecine.

« Pourquoi, se disait-il, ce moyen n'a-t-il pas été trouvé, depuis vingt siècles qu'il existe des hommes qui se disent médecins ? C'est peut-être parce qu'il était trop près de nous et trop facile, parce qu'il ne fallait pour y arriver ni brillants sophismes, ni séduisantes hypothèses. Bien !... je chercherai tout près de moi où il doit être, ce moyen auquel personne n'a songé, sans doute parce qu'il était trop simple... Voici, ajoute-t-il, de quelle manière je m'engageai dans cette voie nouvelle :

« Tu dois, pensai-je, observer la manière dont les médicaments agissent sur le corps de l'homme lorsqu'il se trouve dans l'assiette tranquille de la santé. Les changements qu'ils déterminent alors n'ont pas lieu en vain et doivent certainement signifier quelque chose, car sans cela pourquoi s'opéreraient-ils ? Peut-être est-ce là la seule langue dans laquelle ils puissent exprimer à l'observateur le but de leur existence (2). »

(1) *Études de médecine homœopathique*, t. I, p. 403.
(2) *Ibid.*, p. 404 et 405.

La vérité, comme on le voit, commençait à se faire jour dans l'esprit de Hahnemann ; il tenait, dès ce moment, le fil qui devait le diriger sûrement dans le labyrinthe de ses explorations.

Cette idée, à la fois simple et profonde, d'observer l'action des médicaments sur un homme bien portant germait dans sa tête, lorsqu'un jour, traduisant la *Matière médicale* de Cullen, et étant arrivé au chapitre du *Quinquina,* il fut frappé des opinions nombreuses et contradictoires au moyen desquelles on avait tenté d'expliquer les propriétés thérapeutiques de cette substance : « Tranchons le nœud, s'écria-t-il alors ; j'essayerai le quinquina sur moi-même, et j'en observerai les effets. »

Hahnemann prit pendant plusieurs jours, à jeun, de fortes doses de quinquina, et nota soigneusement les phénomènes morbides qui se manifestèrent dans son organisme. Quel ne fut pas son étonnement en remarquant que chaque jour, à la même heure, il était pris d'un accès de fièvre intermittente ! Le quinquina donnait donc la fièvre même qu'il guérissait ! Ce fut un trait de lumière pour cet esprit généralisateur. En effet, si tous les médicaments, de même que le quinquina, produisaient sur l'homme bien portant les symptômes qu'ils guérissaient chez l'homme malade, le réformateur pouvait s'écrier comme Archimède : *Eurêka !* J'ai trouvé ! j'ai trouvé la véritable loi de la thérapeutique !

Il se mit donc à expérimenter sur lui-même les rares médicaments signalés comme spécifiques certains en médecine ; et, comme il l'avait pressenti, il obtint avec ces spécifiques les mêmes résultats qu'avec le quinquina.

Il ne s'arrêta point là. Recherchant tout ce qui avait été écrit sur l'action des drogues simples, sur les empoisonnements aigus et les lentes intoxications, et compulsant toutes les guérisons remarquables rapportées par les auteurs, il vit se confirmer d'une manière absolue et se convertir en loi générale l'opinion qu'il s'était faite sur le mode d'action des substances médicamenteuses.

Une dernière épreuve restait à faire : il fallait éprouver la doctrine au lit du malade. Hahnemann fit ses premières expériences sur la *loi des semblables* à l'hôpital de Georgental, dont le duc Ernest de Gotha lui avait offert la direction. Les résultats qu'il obtint répondirent complétement à ses espérances.

Peu de temps après, en 1800, le fondateur de l'homœopathie faisait une découverte fort importante en thérapeutique, et cette découverte confirmait d'une façon éclatante la réalité de la *loi de similitude.*

Dans une épidémie de scarlatine qui ravagea une partie de l'Allemagne, il appliqua, d'après les indications homœopathiques, la *belladone* au traitement de cette maladie, et il découvrit qu'elle en était à la fois le remède spécifique et le préservatif. Ce fait est aujourd'hui acquis à la science et constaté par les médecins de toutes les opinions et de tous les pays. Le grand Hufeland fut l'un des premiers à acclamer et à populariser cette belle découverte.

Dès lors Hahnemann, pendant plusieurs années d'une vie errante à laquelle le condamnèrent des persécutions de toutes sortes, donna tous ses soins à la création de la nouvelle *Matière médicale*, et, en 1805, il publia en deux petits volumes la symptomatologie de vingt-six médicaments expérimentés sur lui-même ou sur les membres de sa famille.

Il composa ensuite l'*Organon de l'art de guérir*, c'est-à-dire l'exposition des principes de sa doctrine ; la première édition de cet ouvrage parut à Dresde en 1810.

En 1811, il revint à Leipsick pour la troisième fois et y enseigna publiquement l'homœopathie à de nombreux élèves, qui l'aidèrent à continuer ses expériences sur l'homme sain. Dès cette année, il donna le premier volume de la *Matière médicale pure*, dont le sixième et dernier ne parut qu'en 1821, c'est-à-dire dix ans après.

Les travaux si remarquables de Hahnemann, loin de désarmer ses ennemis, ne firent que lui en susciter de nouveaux. Pendant neuf ans, de 1811 à 1820, ils épuisèrent sur lui tous les traits de la raillerie, de l'injure et de la calomnie. Fatigué enfin des persécutions dont il était l'objet, il accepta en 1820 l'asile que lui offrit le duc d'Anhalt-Kœthen. Mais si cette haute protection lui assurait la liberté du travail et l'exercice de son art, elle ne put le garantir de toute insulte. Les médecins parvinrent à ameuter contre lui la populace, qui alla un jour jusqu'à briser ses vitres à coups de pierres. Ces procédés lui inspirèrent un tel dégoût, qu'il résolut de ne plus sortir de sa maison. Pendant les quinze années de son séjour à Kœthen, c'est à peine s'il se montra deux ou trois fois hors de chez lui.

Mais s'il n'allait plus à la clientèle dans la ville qu'il habitait, une clientèle riche et brillante venait à lui de toutes les parties de l'Europe. La gloire et le bien-être succédèrent enfin aux longs tourments de son existence.

De 1828 à 1830, le fondateur de la nouvelle doctrine publiait une de ses œuvres les plus importantes sous le titre de *Doctrine et traitement des maladies chroniques*. Cet ouvrage comprend cinq volumes in-8°.

Dans le court intervalle de vingt-quatre ans (de 1810 à 1834), l'*Organon* a eu cinq éditions allemandes ; il a été traduit dans toutes les langues européennes, et, comme le fait remarquer le docteur Léon Simon, notre France médicale, si dédaigneuse de tout ce qui touche à l'homœopathie, n'en a pas moins épuisé trois éditions de cet important ouvrage. La *Matière médicale pure* (six volumes) et le *Traité des maladies chroniques* (cinq volumes) ont eu deux éditions dans un moindre espace de temps. — Cet empressement à étudier les trois œuvres capitales d'un homme si dédaigné, si conspué, n'est pas assurément le fait le moins étrange, le moins inexplicable parmi tous ceux qui se rattachent à la vie du grand réformateur.

Hahnemann avait perdu sa femme en 1827. En 1835, il épousait une Française, mademoiselle d'Hervilly, qui était venue à Kœthen pour le consulter. Ce fut alors qu'il se décida à quitter l'Allemagne pour venir à Paris, où sa doctrine commençait à se répandre.

Étranges caprices de l'opinion ! lorsque la population de Kœthen connut le projet de départ de Hahnemann, elle menaça de retenir au milieu d'elle par la force celui qu'elle avait voulu lapider quinze ans auparavant ; et il dut, pour éviter cette violente manifestation de sympathie, sortir de la ville la nuit et en secret.

A Paris, le fondateur de l'homœopathie obtint des succès qui ajoutèrent encore à sa renommée. Malgré son grand âge, il conserva jusqu'à ses derniers jours toute la lucidité de sa belle intelligence et une santé robuste qui lui permettait de se livrer au travail le plus assidu.

Durant l'hiver de 1843, sa santé s'affaiblit graduellement, et, le 2 juillet de cette même année, il mourut à l'âge de quatre-vingt-six ans, emportant l'assurance d'avoir, utilement pour l'humanité et glorieusement pour lui, construit sur des bases solides un édifice dont il confiait le perfectionnement et la garde à de nombreux et fervents disciples.

II

LISTE DES OUVRAGES PUBLIÉS PAR HAHNEMANN

La liste suivante des travaux de Hahnemann va nous montrer qu'il fut l'un des travailleurs les plus prodigieux de notre siècle, comme il en est l'un des plus grands et des plus utiles génies :

Dissertatio inauguralis medica; conspectus affectuum spasmodicorum œtiologicus et therapeuticus. Erlangen, 1779.

Deux premières petites critiques des observations médicales du docteur Krebs, 1782.

Instructions pour guérir les anciennes plaies et les ulcères putrides, avec un appendice sur le traitement le plus convenable pour guérir les fistules, les caries et gonflements des os, les cancers, les sarcomes et la phthisie pulmonaire. Leipsick, 1786.

Sur l'empoisonnement par l'arsenic, son traitement et les rapports judiciaires. Leipsick, 1786.

Sur les difficultés de préparer le sel minéral par la potasse et le sel de cuisine, 1787.

Dissertation sur le préjugé contre le charbon de terre, les améliorations dont ce combustible est susceptible, et son application au chauffage du four. Dresde, 1787.

Sur l'influence de quelques espèces de gaz sur la fermentation du vin, 1788.

Sur l'essai du vin par le fer et le plomb, 1788.

Sur un moyen très-puissant pour empêcher la putréfaction, 1788.

Sur la bile et les calculs biliaires, 1788.

Essais malheureux de quelques découvertes modernes, 1789.

Lettre à L. Crell sur le spath pesant, 1789.

Découverte d'un nouvel élément dans la mine de plomb, 1789.

Quelques mots sur le principe astringent des plantes, 1789.

Préparation exacte du mercure soluble, 1789.

Instruction pour les chirurgiens sur les maladies vénériennes, avec une nouvelle préparation mercurielle, 1789.

Exposition complète de la manière de préparer le mercure soluble, 1790.

Insolubilité de quelques métaux et de leurs oxydes dans l'esprit caustique de sel ammoniac, 1791.

Moyen de prévenir la salivation et les autres effets nuisibles du mercure, 1791.

Dissertation sur les épreuves du vin, 1792.

Sur la préparation du sel de Glauber, d'après la méthode de Ballen, 1792.

L'Ami de la santé, 1792. 2 vol.

Apotheker lexicon, dictionnaire de pharmacie, 1793-95. 2 vol.

Quelques mots sur l'essai du vin, etc., 1793.

Préparation du jaune de Cassel, 1793.

Sur l'essai du vin et sur la nouvelle liqueur probatoire, 1794.

Sur la satisfaction de nos besoins animaux, 1795.

Socrate, etc., discours, 1795.

Une chambre d'enfants, 1795.

Sur le choix d'un médecin de la maison, 1795.

Manuel pour les mères, 1796.

Sur un nouveau principe pour trouver les vertus des médicaments, avec un coup d'œil sur les principes suivis jusqu'à ce jour, 1796. (Dans le Journal de Hufeland.)

Les obstacles à la certitude et à la simplicité de la médecine pratique sont-ils invincibles? 1797. (Dans le même Journal.)

Antidotes de quelques substances végétales héroïques, 1798.

Un avant-propos à la Matière médicale, ou Recueil de recettes choisies, 1800.

Remarques détachées sur les Éléments de médecine de Brown, 1801.

Coup d'œil sur l'urbanité médicale envers les confrères dans le commencement du nouveau siècle, 1801.

Sur la force des petites doses des médicaments en général, et de la *belladone* en particulier. Lettre à Hufeland, 1801.

Guérison de la fièvre scarlatine. Gotha, 1801.

Pensées à l'occasion d'un moyen recommandée contre la morsure des chiens enragés, 1803.

Le café et ses effets. Leipsick, 1803.

Lettre à Hufeland, 1803.

Esculape dans la balance, 1805.

Fragmenta de viribus medicamentorum, 1805. 2 vol.

Médecine de l'expérience. Berlin, 1805.

Remarques sur un surrogat du quinquina et sur les surrogats en général, 1806.

Sur les surrogats des médicaments exotiques ; sur l'excès dans lequel est tombée récemment l'Université de Vienne en considérant ceux-ci comme inutiles, 1808.

Sur le mérite des systèmes médicaux comparés surtout à la pratique qui en découle, 1808.

Extrait d'une lettre adressée à un médecin de haut rang sur la nécessité très-urgente de la réforme de la médecine, 1808.

Remarques sur la fièvre scarlatine, 1808.

Instruction sur la fièvre régnante, 1809.

Monita sur les trois méthodes usuelles de guérir, 1809.

A un candidat au doctorat en médecine, 1809.

Caractères actuels de la médecine ordinaire, 1809.

Organon de la médecine, 1810 ; 5 éditions.

Dissertatio historico-medica de helleborismo veterum, 1812.

Matière médicale pure, 1811-21. 6 vol. ; 3 éditions.

L'allopathie, un mot d'avertissement aux malades de toute espèce, 1811.

Esprit de la médecine homœopathique, 1813.

Manière de guérir la fièvre nerveuse qui règne actuellement, 1814.

Instruction sur la maladie vénérienne, et son mauvais traitement actuel, 1816.

Sur la guérison des brûlures, 1816.

Indication des sources de la matière médicale ordinaire, 1817.

Sur l'inhumanité à l'égard des suicides, 1819.

Sur la préparation et la distribution des médicaments par les médecins homœopathes eux-mêmes (trois mémoires en 1820).

Conseil médical dans le pourpre, 1821.

Avis aux chercheurs de la vérité, 1825.

L'observateur médical, fragment, 1825.

Comment de petites doses de médicaments si atténuées, comme l'homœopathie les prescrit, peuvent encore avoir des forces, et de grandes forces, 1827.

Les maladies chroniques, leur nature particulière et leur guérison homœopathique ; 1820-38. 5 vol., 2 éditions (1).

Telle est l'œuvre de Hahnemann, œuvre si colossale que les adversaires sérieux de l'homœopathie ont été réduits à invoquer contre la doctrine l'immensité même des travaux du fondateur. En effet, un des maîtres de l'école officielle, M. Louis, disait à l'Académie de médecine, au mois de mars 1835 :

« Les faits que supposent les principes mis en avant par Hahnemann sont si nombreux, que vingt personnes, en y consacrant toute leur vie, n'auraient pu accomplir la tâche de les fonder sur l'expérience et l'observation, seules bases solides et réelles de la thérapeutique. »

(1) A cette longue liste il faut ajouter la traduction en allemand de plus de vingt ouvrages français, anglais ou italiens, et la publication d'un grand nombre d'articles dans divers écrits périodiques.

Si, de l'aveu de M. Louis, la vie tout entière de vingt académiciens ne suffirait pas à accomplir l'œuvre herculéenne de Hahnemann, comment la plupart des médecins ont-ils pu accueillir avec mépris ou dédain une doctrine résultant de pareils travaux? comment des hommes soi-disant graves et sérieux ont-ils pu taxer *a priori* l'homœopathie d'absurdité et refuser, non-seulement de l'expérimenter, mais même de l'examiner, quand elle se disait fondée sur *l'observation et l'expérience, sur les bases solides et réelles de la thérapeutique?* A la vérité, M. Louis conteste la sincérité de l'œuvre capitale de Hahnemann, c'est-à-dire de sa *Matière médicale.* Il dit implicitement que les faits qui constituent cette œuvre n'ont aucune réalité et ne sont que le produit d'une honteuse spéculation ou d'une imagination malade. Mais, nous le demandons à tout homme de bonne foi, y a-t-il rien dans la vie si pure que nous venons de raconter qui puisse autoriser de pareilles insinuations? Est-ce que le profond sentiment religieux, le grand amour de l'humanité et le vaste savoir qui éclatent dans tous les travaux du fondateur de la nouvelle doctrine, ne sont pas de sûrs garants de sa loyauté, de sa véracité, et ne le défendent pas contre tout soupçon de fantaisie, de roman ou de calcul?

Il ne faut pas non plus juger des forces des autres par les siennes propres. Sous le rapport du travail intellectuel, l'Allemagne, on le sait, est le pays des prodiges, et nous ne voyons rien d'impossible à ce qu'un savant allemand travaille autant que vingt académiciens français. D'ailleurs, la *Matière médicale* homœopathique n'est pas l'œuvre de Hahnemann seul, elle est aussi, personne ne l'ignore, celle de ses disciples et de ses amis.

III

EXPOSÉ DE L'HOMŒOPATHIE

EXAMEN COMPARATIF DE SES PRINCIPES ET DE CEUX DE L'ALLOPATHIE (1).

L'homœopathie est l'art de guérir les maladies par des médicaments capables de produire sur l'homme bien portant des symptômes semblables ou analogues à ceux qu'on veut combattre chez l'homme malade.

L'homœopathie consiste surtout dans les quatre principes suivants : 1° loi des semblables ; 2° expérimentation des médicaments sur l'homme sain ; 3° unité du remède ; 4° petites doses.

PREMIER PRINCIPE. — *Loi des semblables.*

Le *fait* de la guérison par les semblables est depuis plus de deux mille ans reconnu en médecine, ainsi que l'attestent les témoignages d'un grand nombre de praticiens.

Hippocrate rapporte qu'il guérit, à Athènes, un cas de choléra au moyen de l'*ellébore blanc,* qui a la propriété de provoquer lui-même une sorte de choléra.

Hippocrate a dit aussi : « Le vomissement guérit le vomissement. » (*De locis in homine*, p. 62.)

On lit dans Paracelse : « Jamais aucune maladie chaude n'a été guérie par les remèdes froids, ni une maladie froide par les remèdes chauds ; mais on guérit souvent par les semblables. »

(1) Extrait de l'*Annuaire homœopathique,* 1863. — Nous avons emprunté cet exposé à ce livre parce que l'on ne saurait faire un exposé plus exact de la méthode homœopathique.

Plus près de nous, le célèbre Stahl enseigne aussi que « traiter les maladies par des remèdes contraires aux effets qu'elles produisent est complétement faux et absurde. Je suis persuadé, ajoute-t-il, que les maladies cèdent aux agents qui déterminent une affection semblable. C'est ainsi que j'ai réussi à faire disparaître la disposition aux aigreurs par de très-petites doses d'*acide sulfurique*, dans des cas où l'on avait inutilement administré une multitude de poudres absorbantes. » (*Commentaires de Hummel*, p. 40 et 42.)

Fernel et Hunter recommandent l'exposition au feu des parties brûlées, comme le moyen le plus propre à faire cesser la douleur. Ce moyen est d'expérience journalière. Sydenham, Heister, Bell, Anderson et plusieurs autres médecins célèbres signalent l'essence de térébenthine et l'acool chauffés comme les meilleurs remèdes contre les brûlures. Tout le monde ne sait-il pas qu'on ranime un membre gelé en le frictionnant avec de la neige ?

Beaucoup de médecins ont vu l'électricité guérir des fièvres, des convulsions, des ophthalmies, etc.; c'est qu'effectivement l'électricité provoque chez l'homme bien portant l'*accélération du pouls*, des *mouvements spasmodiques*, une *inflammation des yeux*, etc.

Sydenham traitait avec succès par l'*opium* les fièvres *soporeuses*. M. le professeur Cayol raconte, dans sa clinique, qu'un malade plongé depuis cinq jours dans une léthargie effrayante ne se réveilla qu'après l'administration de ce narcotique.

On a vu les diarrhées les plus graves et les plus invétérées céder très-facilement à un purgatif.

Le mercure, qui produit sur l'homme sain, sur les ouvriers des fabriques, par exemple, la carie des dents et des os, la fétidité de l'haleine, la salivation, des ulcérations dans la bouche, etc., et la plupart des effets de la maladie vénérienne, est employé par l'ancienne médecine contre les affections syphilitiques dont les principaux symptômes sont ceux que nous venons d'énumérer.

Portal, dans ses *Observations sur l'épilepsie*, p. 417, cite plus de vingt médecins qui ont vu les préparations cuivreuses guérir cette maladie, tandis que d'autres médecins cités par Hufeland, Burdach, etc., ont vu le cuivre donner lieu à des convulsions et à des attaques d'épilepsie.

Les *cantharides* produisent la rétention d'urine, l'inflammation de la vessie et de l'urèthre ; or, c'est le médicament qu'un grand nombre de médecins ont employé dans la dysurie, la rétention d'urine, la gonorrhée, etc.

Tout le monde sait que la vaccine préserve de la petite vérole en développant des boutons et d'autres symptômes analogues à ceux de cette maladie.

Mais tous ces faits de guérison par les *semblables*, dont nous pourrions de beaucoup augmenter le nombre, n'avaient été, pour les prédécesseurs de Hahnemann, que de simples faits sans conséquence, et tout au plus, pour quelques-uns, que des lueurs fugitives au milieu des profondes ténèbres de la thérapeutique. Il était réservé au fondateur de l'homœopathie d'en faire jaillir la loi (*similia similibus curantur*) devant laquelle devait s'effacer le principe des *contraires*.

Le principe des *contraires* (*contraria contrariis curantur*) est évidemment faux. En effet, on peut bien saisir entre les symptômes d'une maladie et ceux d'un médicament des ressemblances ou des différences, mais il est impossible d'y reconnaître des oppositions. Ainsi, certaines substances donnent lieu à des éruptions semblables à un érysipèle, à une dartre, ou différentes de ces deux maladies cutanées ; mais il n'en est aucune qui puisse donner lieu à une éruption contraire. Le mercure, par exemple, produit bien une syphilis artificielle analogue à la syphilis naturelle, qu'il guérit ; mais peut-on concevoir une syphilis contraire à une autre syphilis? La vaccine produit bien des pustules analogues à celles de la petite vérole, dont elle est le préservatif ; mais se figure-t-on quelles pustules contraires elle pourrait développer?

Du reste, le principe des contraires fût-il vrai, que l'allopathie en ferait une application fausse.

Pour traiter une maladie réellement par les contraires, il faudrait opposer à tous les symptômes de cette maladie un ensemble complet de symptômes médicamenteux contraires à ceux-là ; mais l'allopathie ne comprend pas de cette manière son principe ; car si, par exemple, dans une maladie compliquée, elle administre l'*opium* contre l'insomnie, elle ne s'inquiète nullement d'opposer les autres effets de l'opium aux autres symptômes de la maladie ; et elle a de bonnes raisons pour en agir ainsi, puisqu'il n'est pas un seul médicament dont elle connaisse la pathogénésie d'une manière complète.

Le prétendu principe des *contraires* est donc repoussé en même temps par la logique et par l'expérience : ce n'est qu'une formule stérile ; tandis que le principe des *semblables* est une loi thérapeutique démontrée à la fois par l'expérience et par le raisonnement.

DEUXIÈME PRINCIPE. — *Expérience pure.*

Jusqu'à Hahnemann, les effets des substances médicamenteuses n'avaient jamais été étudiés en eux-mêmes. Tout ce qu'on savait de leur pathogénésie, on le devait, soit à l'observation clinique, c'est-à-dire aux expériences faites sur l'homme malade, soit à des empoisonnements fortuits, soit à des essais tentés sur les animaux. Mais on voit de suite tout ce qu'il y a de vicieux, d'illogique et d'erroné dans une *matière médicale* ainsi formée.

En effet, en expérimentant un médicament sur l'homme

2

malade, il est extrêmement difficile, pour ne pas dire impossible, de distinguer les symptômes du médicament de ceux de la maladie, et cette difficulté augmente encore si l'expérience se fait avec un médicament composé, puisque alors il faut en plus démêler les effets particuliers à chaque substance.

Les pathogénésies dues aux empoisonnements fortuits sont incomplètes, car, dans ces cas, on ne fait guère attention qu'aux symptômes les plus saillants, et d'ailleurs le malade et le médecin sont plus occupés à neutraliser les effets du poison qu'à les étudier.

Quant aux essais tentés sur les animaux, on comprend qu'ils ne sauraient rien prouver d'une manière absolue. Ici, en effet, la nature des sensations échappe nécessairement à l'observateur ; il ne peut constater que les phénomènes physiologiques les plus apparents ou les altérations anatomiques.

Aussi la réforme de la matière médicale, *cette étable d'Augias*, comme l'appelle énergiquement Stahl, était-elle depuis longtemps réclamée à grands cris par tous les médecins éclairés. *L'expérience pure* fut même recommandée par d'illustres prédécesseurs de Hahnemann et par quelques-uns des maîtres ses contemporains.

Le grand Haller dit formellement (*Phar. helvet.*, p. 12) :

« Il faut essayer d'abord sur le corps sain le médicament, sans aucun mélange. Après s'être assuré de son odeur et de sa saveur, on en donne une petite dose, puis on fait attention à tous les effets qui sont produits : au pouls, à la chaleur, à la respiration, aux excrétions. Ensuite, au moyen des symptômes recueillis sur le corps sain, vous passerez aux expériences sur le corps malade. »

Bordeu, dans sa Thèse sur les eaux minérales d'Aquitaine, conseille l'épreuve de l'action de ces eaux sur l'homme en santé comme le moyen d'en connaître les vertus thérapeutiques.

« Bichat expérimenta plusieurs médicaments, les prenant un à un, afin d'en étudier les rapports avec les divers tissus et avec leurs réactions sympathiques. C'est à ce point de vue qu'il méditait une *réforme complète* de la matière médicale, où, comme chacun sait, règnent encore l'empirisme le plus grossier et la confusion la plus déplorable. » (Préface des *Recherches physiologiques sur la vie et la mort*.)

M. de Blainville a dit aussi :

« Comment pourra-t-on concevoir l'emploi des moyens thérapeutiques dans un cas de maladie, si ces moyens n'ont été analysés avec soin dans l'état de santé ? »

Barbier (d'Amiens) a dit également quelque part :

« L'examen des effets physiologiques des remèdes est une matière tout à fait négligée ; elle est d'une grande importance et aura une grande influence sur le perfectionnement des méthodes curatives. »

Enfin le docteur Forget, professeur à la Faculté de médecine de Strasbourg, a proclamé au congrès scientifique de cette ville *l'urgence de l'essai des médicaments sur l'homme sain*.

Ces citations d'autorités compétentes sont une condamnation formelle de la matière médicale basée sur l'observation clinique. Il ne suffit pas, en effet, de savoir que tel médicament donné dans telle maladie a guéri, il faut encore, afin de pouvoir administrer à l'avenir ce même médicament d'une manière utile, savoir *comment* il a guéri, c'est-à-dire quels sont ses effets directs, immédiats, et ce n'est pas le raisonnement, c'est l'expérience seule qui peut les dire ; et puisque l'expérience sur l'homme malade est trompeuse, elle doit nécessairement être faite sur l'homme sain.

Pour obtenir les effets purs d'un médicament, il faut l'administrer à petites doses à un certain nombre de personnes bien portantes, d'âges et de sexes différents, préservées de toute autre influence médicamenteuse ou perturbatrice ; noter avec soin, durant l'expérience, les modifications survenues dans les sensations, dans l'état des fonctions et des organes ; et les modifications communes à plusieurs sujets constituent les effets purs de ce médicament.

Voilà comment a procédé Hahnemann, et c'est ainsi qu'il est arrivé, après des travaux prodigieux, à créer une *vraie matière médicale*, et qu'il a mérité à juste titre d'être appelé le fondateur de la thérapeutique rationnelle.

Les disciples de Hahnemann ont continué son œuvre avec un courage digne du maître, et, grâce à ce concours, l'homœopathie connaît aujourd'hui les effets réels, positifs, de deux cents médicaments. Au lieu des notions vagues et hypothétiques de l'allopathie sur les propriétés des médicaments, les homœopathes possèdent une *matière médicale* qui a pour base une expérimentation vraiment scientifique. Tout le monde puise à pleines mains, mais en secret, dans cette mine féconde de la réforme hahnemannienne. Nous signalerons plus loin ces larcins.

L'expérience clinique a conduit l'allopathie à ce triste résultat dénoncé par Bichat : « Désobstruant pour l'un, relâchant pour l'autre, rafraîchissant pour un autre, le même médicament a été tour à tour employé dans des vues toutes différentes et même opposées. »

Elle a fait de la thérapeutique une science hypothétique, contradictoire, un art presque empirique, auquel la plupart des médecins ne croient pas.

TROISIÈME PRINCIPE. — *Unité du médicament.*

Avant Hahnemann, la polypharmacie, ou l'emploi immodéré des médicaments mélangés, régnait en souveraine sur le monde médical, et aujourd'hui même, en dehors de l'homœopathie, cet abus n'est pas encore détrôné.

Non-seulement le médecin prescrit le mélange de plusieurs substances dans une même formule, mais encore il fait plusieurs ordonnances à la fois dans la même journée : potions, pilules, frictions, lavements, tisanes ! Or comment débrouiller ce chaos? comment démêler les effets de telle ou telle substance, dénaturés ou neutralisés par ceux de telle autre, et confondus avec les symptômes de la maladie?

Les homœopathes, plus sages, ne prescrivent qu'un seul médicament à la fois. Ainsi donné, ce médicament peut déployer librement ses effets spéciaux, et son application sur l'homme malade confirme et complète les notions fournies par son essai sur l'homme sain.

Cette manière de procéder semble si naturelle, qu'on s'étonne vraiment d'être obligé d'y reconnaître une réforme radicale.

Cependant quelques noms célèbres de l'école allopathique avaient émis leurs *desiderata* à cet égard. Parmi eux nous citerons Stahl, Hoffmann, Fourcroy, Cabanis, Barbier, Bichat, Rostan, etc.

« Tant qu'on fera usage de remèdes composés, dit Fourcroy, tant que la routine continuera à dicter aux médecins les formules compliquées d'un plus ou moins grand nombre de médicaments, on ne pourra jamais rien savoir d'exact sur leurs véritables propriétés. L'ancienne école de Cos employait des remèdes simples... Si l'on ne renonce à ce luxe dangereux introduit par l'ignorance et la superstition ; si l'on tient toujours au mélange d'une *base* médicamenteuse, d'un *adjuvant* ou auxiliaire, d'un ou plusieurs *correctifs*, mélange dont on a fait un art que je ne crains pas de présenter comme illusoire et dangereux, la science restera dans l'état où elle est. »

M. le professeur Rostan a dit également :

« Lorsqu'il est si difficile d'apprécier l'effet d'une seule substance sur l'organisme, comment pouvez-vous penser agir avec certitude lorsque vous en prescrivez un grand nombre, et surtout si vous les employez *simultanément?* »

Stahl souhaitait qu'une main hardie vînt nettoyer l'*étable d'Augias* de la matière médicale.

Hahnemann a été cette main hardie que Stahl appelait de ses vœux. Non-seulement il a fait l'étable nette, mais encore il l'a transformée en un monument impérissable qui fera l'admiration de la postérité.

QUATRIÈME PRINCIPE. — *Petites doses.*

Le principe des *semblables* rendait nécessaire une réforme radicale dans le dosage des médicaments. On ne pouvait plus, en effet, administrer sans danger, aux doses massives de la médecine officielle, des médicaments qui agissaient dans le sens même de la maladie. C'eût été, dans la plupart des cas, s'exposer à aggraver le mal d'une manière disproportionnée aux réactions curatives de la nature. Hahnemann commença donc à réduire considérablement les doses ordinaires. Puis, l'expérience lui ayant appris que les quantités qu'il avait adoptées étaient encore souvent trop fortes, il les diminua de nouveau, et arriva progressivement à une extrême ténuité, sans que les médicaments à ce point divisés cessassent de manifester leur vertu thérapeutique. Cette exiguïté des médicaments est la principale objection que l'on fait contre l'homœopathie ; les faits se sont chargés de répondre à cette objection et à plusieurs autres.

Une longue expérience a démontré à Hahnemann et à ses disciples l'action réelle que nos adversaires contestent aux doses infinitésimales. C'est là un fait, et tous les raisonnements, toutes les dénégations possibles, ne sauraient prévaloir contre un fait.

«.... Les agents les plus féconds de la nature, a dit un illustre défenseur de l'homœopathie (le professeur d'Amador), sont des êtres insaisissables qui, comme l'électricité, le magnétisme, la chaleur et la lumière, n'ont ni odeur, ni saveur, ni couleur, ni volume, ni dimensions acquises, ni figures déterminées, ni proportions définies ; qui sont en toutes choses sans être aperçus nulle part ; qui gouvernent les faits sans se laisser voir eux-mêmes ; qui pénètrent partout et ne se laissent point pénétrer dans leur essence. A ces agents invisibles, à ces forces, est dû notre premier souffle et à eux aussi notre dernier soupir ; d'eux seuls vient la perpétuité de notre existence, et à eux se rapporte la source des maux qui nous accablent. La physiologie, l'hygiène, la toxicologie et la pathologie, c'est-à-dire les sciences de la vie, de la santé, de la mort et de la maladie, sont toutes sous la dépendance du même principe ; car c'est une force, un souffle qui nous crée, nous tue, nous conserve, produit nos maux et occasionne nos souffrances. »

Si donc des agents immatériels, si un souffle, si une force impondérable et imperceptible sont capables de donner la vie, de provoquer la maladie et la mort, pourquoi des médicaments, même à dose infinitésimale, seraient-ils sans action sur l'organisme ?

Mais, en dehors de l'école homœopathique, n'a-t-on pas constaté bien souvent l'action des doses médicamenteuses imperceptibles ?

Chacun sait, par exemple, que l'eau, en bouillant sur du mercure, acquiert des propriétés vermifuges, bien que les réactifs chimiques ne puissent déceler la présence du mercure dans cette eau.

Le principe thérapeutique des eaux minérales est insaisissable aux instruments, dit M. Patissier, de l'Académie de médecine. Et la preuve, c'est que les eaux minérales artificielles, soi-disant composées des mêmes éléments que les eaux minérales naturelles, n'ont plus les mêmes propriétés curatives ; ce qui faisait dire à Chaptal que les chimistes n'analysent que le *cadavre des eaux.* »

L'analyse ne peut découvrir aucun principe toxique dans l'air des lieux où sévit la fièvre intermittente des marais, le choléra, etc. On a remarqué à Constantinople que l'air n'y est pas plus impur que d'ordinaire lorsque la peste y exerce ses ravages.

Dans une note lue à l'Académie des sciences, en 1843, M. le professeur Bouchardat a constaté que dans l'eau contenant un millionième d'*iodure de mercure*, c'est-à-dire une quantité qui échappe aux réactifs chimiques les plus sensibles, les poissons meurent en quelques secondes.

M. Lafarge a démontré à l'Académie de médecine qu'il produisait des papules sur la peau, avec chaleur et prurit, par l'insertion sous-épidermique de 1/2000 de grain de *laudanum.*

Ne sait-on pas d'ailleurs que souvent l'allopathie donne certains médicaments à des doses presque homœopathiques ; qu'elle guérit la fièvre du nouveau-né avec le sulfate de quinine donné à la nourrice ; qu'elle le guérit de la syphilis en lui faisant boire le lait de la chèvre frictionnée avec du mercure ; enfin, qu'elle administre depuis longtemps, *peut-être depuis l'apparition de l'homœopathie*, les préparations d'opium, de belladone, d'aconit, de digitale, etc., par cinquantième, centième, millième et même par dix-millième de grain ?

Nous ferons remarquer, du reste, que le mode de préparation des médicaments homœopathiques exalte leurs propriétés curatives, et que, pour plusieurs substances, ces propriétés ne peuvent se manifester que dans un état d'extrême division de leurs molécules.

Encore une fois, l'expérience s'est prononcée : les doses homœopathiques guérissent ; et il est au pouvoir de chacun de vérifier cette action curative. Il suffit d'interroger les faits avec conscience, avec bonne foi.

Outre l'excellence de leurs effets curatifs, les doses de l'homœopathie ont l'immense avantage de ne produire aucun désordre sérieux dans l'organisme, tandis que les doses allopathiques sont rarement sans danger, même lorsqu'elles guérissent.

« Il ne s'agit pas de frapper fort, dit M. le docteur Roux (de Cette), il faut frapper juste. »

Vos moyens énergiques deviennent souvent nuisibles ; et, au lieu du remède de la maladie, vous avez la maladie du remède.

La méthode pertubatrice est pleine de dangers ; elle menace également l'affection et le patient, et joue le tout pour le tout.

En jugulant le mal, craignez de juguler en même temps le malade.

Les doses infinitésimales n'ont pas l'inconvénient d'engendrer des maladies *médicinales*, c'est-à-dire produites par les médicaments.

Ces doses n'offrent rien de pénible, de désagréable pour les malades. La médecine régnante, au contraire, marche escortée de drogues rebutantes qui révoltent l'odorat et le goût ; elle amène de violentes perturbations, des évacuations fatigantes : elle ajoute les tortures du traitement à celles de la maladie.

Aussi les malades impressionnables et délicats redoutent souvent le médecin et ses ordonnances ; plusieurs ont une répugnance invincible pour les remèdes. Un homme à qui l'on ne refusera pas de la résolution et du caractère avait peine à surmonter cette répugnance. Le docteur Antommarchi cite ces paroles de Napoléon : « C'est une chose inouïe que l'aversion que je porte aux médicaments. Je courais les dangers avec indifférence, je voyais la mort sans émotion, et je ne peux, quelque effort que je fasse, approcher de mes lèvres un vase qui renferme la plus légère préparation médicamenteuse. »

Il est des malades qui mettent secrètement de côté les remèdes qu'ils sont censés prendre, induisant ainsi en erreur le médecin. Les enfants entrent en révolte, et leurs cris aigus, leurs accès de colère sont souvent plus nuisibles que le remède ne peut être avantageux.

Un temps viendra où l'on regardera comme appartenant à des époques de barbarie médicale les traitements cruels subis par les malades. Les progrès de la civilisation ont banni la question judiciaire; les progrès de la science doivent bannir la torture thérapeutique.

La commodité du traitement homœopathique épargne aux pauvres la gêne et les soins dispendieux qu'entraîne la thérapeutique régnante.

Enfin l'exiguïté des doses, en réduisant de beaucoup les frais des médicaments pour les hôpitaux et les divers établissements de bienfaisance, permet dè consacrer le résultat de cette économie à l'amélioration des autres parties du service. »

A ceux que nous n'aurions pas convaincus de la possibilité d'action des doses infinitésimales, nous dirons en terminant ce chapitre :

L'homœopathie n'est point dans l'infinitésimalité de la dose ; elle repose essentiellement et avant tout *sur la loi de similitude, sur l'expérience pure, sur l'unité du médicament.*

IV

L'ALLOPATHIE PEINTE PAR ELLE-MÊME

L'illustre Broussais a rendu cet éclatant hommage à la doctrine. Dans le principe, il avait représenté l'homœopathie comme une absurdité sans pareille et indigne de tout examen. Plus tard, en 1833, il avait dit : « Si l'homœopathie n'était pas une absurdité, elle serait une vérité immense. » En 1835, il s'écriait en chaire : « Je ne connais dans les sciences que l'autorité des faits, et en ce moment j'expérimente l'homœopathie. » Et comme un riré d'incrédulité accueillait ces paroles, Broussais reprit d'une voix énergique qui ramena la gravité sur toutes les figures : « Oui, j'expérimente l'homœopathie ! car je le répète, je ne connais que l'autorité des faits. »

« Hahnemann a eu beau jeu, dit ailleurs Broussais, à critiquer l'ancienne médecine ; la plupart des arguments qu'il fait valoir contre elle sont précisément ceux dont nous nous sommes servis pour la combattre... Si la doctrine de Hahnemann nous offre le moyen d'obtenir mieux, loin de la repousser, nous devons nous faire un devoir de l'étudier et de l'approfondir dans son application au lit des malades. Nous avons fait quelques expériences avec la *belladone à doses très-exiguës*, et plusieurs faits déposent en sa faveur. » (Discours préliminaire, 1833.)

Broussais, fortement ébranlé, manifesta au docteur Frappart, son ami, un vif désir de voir Hahnemann. Mais il tomba gravement malade et ne put réaliser son projet. Pendant les quatre derniers mois de la maladie qui devait l'emporter, Broussais se fit soigner par l'homœopathie. Ce fait est attesté par le docteur Frappart dans ses lettres à Arago, Bouillaud, etc., et attesté aussi au docteur Magnan par un des fils de Broussais. (*Ann. hom.*, p. 34, Catellan, 1863.)

Parmi les jugements sévères que l'allopathie a portés sur elle-même depuis l'illustre Broussais, Magendie et Bichat, qui n'ont cependant pas ménagé les qualificatifs, il n'en est pas de plus sanglant que celui du professeur Rostan. « Aucune science humaine, dit-il, n'a été et n'est encore infectée de plus de préjugés que la matière médicale. Chaque dénomination de classe, de médicaments, chaque formule même, est, pour ainsi dire, une erreur. Un formulaire (le Codex) nous apprend à faire des potions incisives, des loochs verts, des hydragogues, des emménagogues, des résolutifs, des détersifs, des antiseptiques, des antihystériques, etc. ; un autre, des apozèmes laxatifs, sudorifiques, un baume acoustique, un baume de vie, un baume ophthalmique, etc. Je m'arrête, ajoute l'illustre praticien, je n'ai parcouru que deux pages du formulaire magistral. Est-il possible de n'être pas rebuté par ces dégoûtantes absurdités? Nous pensons que ces sottises surannées doivent être renvoyées au quinzième siècle. » (*Ann. hom.*, p. 20, Catellan, 1863.)

En fait de citation de ce genre, il nous serait facile d'en remplir tout un volume. Nous en passons, et des meilleures, dans lesquelles la médecine officielle est l'objet des critiques les plus acerbes, même de ceux qu'elle respecte le plus, mais, pour finir en nous égayant, nous raconterons la joyeuseté suivante, extraite de *l'Hahnemannisme*, 1869, p. 233. « Que devient la médecine officielle? où va-t-elle? Cette question se pose chaque jour. C'est surtout en étudiant son enseignement qu'on peut la résoudre. » Or, le 16 avril 1869, le ministre de l'instruction publique disait devant le Corps législatif : « Dans l'état actuel, je suis obligé d'en convenir, l'École de médecine n'a pas tout ce qu'il faut pour former d'excellents médecins. Si vous voulez un enseignement complet de la médecine, donnez-nous des laboratoires. »

La *Gazette des hôpitaux* trouve que ce n'est pas là ce qui lui manque. A propos de la phrase du ministre, ce journal dit : « C'est l'oraison funèbre de la Faculté de médecine de Paris. Autrefois on y enseignait la médecine et la chirurgie pour faire des hommes utiles aux malades, et, à côté de l'éducation médicale professionnelle, on enseignait comme accessoires la physique et la chimie. Aujourd'hui, les sciences qu'on appelait accessoires sont presque *les principales*, et voilà la Faculté de médecine telle que la voit le ministre de l'instruction publique... Les élèves savent de la physique biologique, de la physiologie comparée, de l'histologie, mais ils ignorent à peu près la grosse anatomie, l'anatomie des régions, la physiologie humaine, la grosse anatomie pathologique, la symptomatologie et le diagnostic, c'est-à-dire ce qui fait la base de la médecine et de la chirurgie pratique. *Pauvre Faculté!*

A l'École militaire de médecine de Strasbourg, l'ordre du 3 mars 1869 est de ne pas introduire même des journaux de médecine, parce qu'on peut les lire à la bibliothèque de l'école. Mais les élèves doivent se servir de livres réglementaires... Quelques-uns de ces livres sont en retard de vingt ans. Or voici le règlement ironique que conseille le journal : « Aussitôt que je serai ministre de la guerre, je ferai aussi mon petit règlement en un article unique : « Le service de « santé est supprimé pour cause d'inutilité. » Les intendants militaires seront chargés de la visite de l'hôpital, et les choses se passeront de la manière suivante. C'est simple et clair. Les infirmiers seront placés sur trois colonnes correspondant à trois rangs de malades.

« L'intendant : Attention!!...

« Premier rang : lavements sur toute la ligne.

« Deuxième rang : saignée à tous les numéros impairs.

« Troisième rang : purgation à tous les numéros pairs.

« En avant !...

« Avec un peu d'expérience, on peut varier tout un mois cette intelligente médecine. Je connais des docteurs fort instruits qui n'en pourraient pas faire autant. Signé : docteur Jacques Bonhomme. » (*Gazette des hôp.*, 22 avril 1869.)

V

LARCINS COMMIS A L'ÉGARD DE L'HOMŒOPATHIE PAR L'ALLOPATHIE

Une tactique commune à toutes les erreurs qui se sentent menacées dans leur existence par l'apparition d'une vérité nouvelle, c'est celle qui consiste, de la part d'une erreur vieillie, à essayer de se rajeunir en s'appropriant quelque chose de la vérité nouvelle. Ainsi a procédé l'allopathie vis-à-vis de la doctrine thérapeutique de Hahnemann.

Les allopathes ont commencé par diminuer sensiblement les doses des médicaments, puis ils ont peu à peu simplifié leurs ordonnances. Des professeurs ont, dans leurs chaires, dans leurs livres, préconisé la loi des semblables dans certains cas, en la déguisant toutefois sous le nom de *méthode substitutive*.

On fabrique maintenant dans le camp officiel des pharmacies de poche qui renferment des *granules*, c'est-à-dire une contrefaçon grossière des *globules* homœopathiques.

Parmi ces larcins nous signalerons des médicaments que l'allopathie emploie dans les mêmes cas que l'homœopathie, à savoir : la sabine, le seigle ergoté, la pulsatille, la camomille, le charbon végétal, la noix vomique, l'opium, le stramoniun, la belladone, dont la découverte comme moyen préservatif et curatif de la scarlatine est due à Hahnemann.

Il en est de même de l'aconit, de la digitale, de l'ipéca-cuanha, du thuya, qui est une des plus belles applications de la *Matière médicale* de Hahnemann.

Il est aussi une autre sorte de larcin que dénonce le professeur à l'École de médecine de Clermont, M. Imbert-Gourbeyre, auquel par parenthèse on a interdit d'enseigner l'homœopathie à son cours.

« J'arrive au cinquième et suprême acte de déloyauté. La scène se passe au lit du malade (1) :

« LE MALADE. — Docteur, vous ne me guérissez pas..... Voilà deux mois que je traîne avec toutes vos drogues qui me font un mal affreux : je voudrais faire de l'homœopathie. On dit que ça guérit. On m'a parlé d'un monsieur qui avait la même maladie que moi, et qui s'est promptement rétabli, grâce à un homœopathe.

« LE DOCTEUR ALLOPATHE, *piquant du rouge, mais reprenant bien vite son aplomb.* — Vous savez, mon cher client, combien je vous suis dévoué... Mais je ne suis nullement ennemi de l'homœopathie. Je vous avouerai franchement que je l'emploie souvent dans ma pratique. Je suis même fort aise que vous m'ayez prévenu : je songeais depuis quelques jours à vous le proposer. Eh bien, je vais vous faire une ordonnance et vous enverrez *toujours chez mon pharmacien*, qui a aussi des remèdes homœopathiques dont je me sers à l'occasion. »

Ici finit la comédie, ou plutôt la scène se continue entre un médecin trompeur et un malade trompé. Puis l'allopathe court de là chez un autre client où, suivant la circonstance, il déblatère contre l'homœopathie.

Telles sont les chauves-souris de l'allopathie ; et je remar-

---

(1) *Bibliothèque homœopathique*, 1868, p. 22. — Conférence sur l'homœo-pathie tenue par M. Imbert-Gourbeyre, dans l'hiver de 1867-1868, au théâtre de Nice.

que que ce volatile amphibie s'acclimate de plus en plus dans les rangs de l'ancienne école.

« Je rougis, continue M. Imbert-Gourbeyre, d'être obligé de raconter tant de bassesses ; mais il faut bien éclairer sur ce point et le public des clients, et le public médical (1). »

Ces emprunts, ou plutôt ces indignes plagiats, commis à l'encontre de l'homœopathie ne se font même plus timidement et en secret ; ils s'étalent au grand jour et font partie de l'enseignement officiel de la Faculté de Paris, ainsi que le prouve la citation suivante d'un article signé Léon Simon fils et extrait de la revue *l'Hahnemannisme*, année 1869, p. 372-373.

M. le professeur Gubler, nommé à la chaire de matière médicale et de thérapeutique, a voulu, en inaugurant son enseignement en 1869, dire un mot de l'homœopathie ; il a consacré une leçon à ce sujet.

Entre autres choses il a dit : « Enfin les homœopathes se sont emparés de la méthode substitutive de Trousseau. Mon révéré maître citait en effet des exemples qu'il expliquait par la substitution d'une inflammation franche à une inflammation de mauvaise nature... Voici, en résumé, mon jugement sur l'homœopathie, et vous reconnaîtrez que je plaide en sa faveur les circonstances atténuantes plutôt que je ne cherche à diminuer ses mérites : selon moi, l'homœopathie est une immense illusion et une immense mystification. Mais elle a cela de bon, qu'elle est une réaction contre la grossière posologie d'autrefois. Elle a forcé la médecine à s'ingénier pour trouver des préparations faciles à prendre et

______

(1) En terminant sa conférence, le professeur a dit que tous les médecins étaient homœopathes, et a justifié son paradoxe en les distribuant tous en quatre catégories : les homœopathes *avérés*, les homœopathes *sans le savoir*, les homœopathes *qui n'osent pas encore se déclarer tels* et les homœopathes *plagiaires*, auxquels il a infligé l'épithète de *pick-pockets* de l'homœopathie. (*Hahnem.*, 1868, p. 191.)

agréables au goût. Elle a poussé les médecins dans la recherche des principes actifs des plantes. En faisant de l'expectation déguisée, elle nous a donné des renseignements sur la marche naturelle des maladies. Elle a contribué à nous faire acquérir une connaissance plus complète de l'action des médicaments. Elle est donc devenue une occasion, sinon un instrument de progrès. Mais elle est une erreur condamnée certainement à périr dans un avenir plus ou moins prochain, et abandonnée déjà par une grande partie de ses adeptes. »

En reproduisant cette leçon, M. Léon Simon fils fait observer avec raison qu'un fait domine tous les autres dans cet exposé, l'*inexactitude de l'exposition.* Je ferai d'abord remarquer que Trousseau a emprunté aux homœopathes son idée de la *médecine substitutive,* mais que les disciples de Hahnemann n'avaient rien à prendre à ce professeur, puisque la doctrine de Hahnemann était formulée bien avant que Trousseau fût au monde... De deux choses l'une : l'homœopathie n'est ni une illusion, ni une mystification ; ou elle n'a pu avoir sur la science et la pratique l'influence que le professeur lui accorde... En déclarant que la doctrine de Hahnemann est abandonnée de la plus grande partie de ses adeptes, le jeune professeur s'est montré aussi peu au courant de l'état matériel de notre école, qu'il l'est des principes qu'elle enseigne et des moyens qu'elle emploie.

VI

PERSÉCUTIONS COMMISES CONTRE LES PARTISANS DE L'HOMŒOPATHIE

La littérature de l'homœopathie est remplie de faits de persécution accomplis par ses adversaires allopathes. L'histoire en serait trop longue ; aussi nous contenterons-nous

d'en présenter le résumé suivant emprunté à une conférence sur l'homœopathie, faite dans le théâtre de Nice, dans
l'hiver de 1867-1868, par un des persécutés, M. le docteur
Imbert-Gourbeyre, professeur de thérapeutique à l'École de
médecine de Clermont-Ferrand. (Voy. *Biblioth. hom.*, 1868,
p. 23.)

L'opposition allopathique, dit M. Imbert-Gourbeyre, *est
profondément haineuse et persécutrice.*

En voici des preuves :

Un seul médecin des hôpitaux de Paris, J.-P. Tessier,
a voulu pratiquer ouvertement l'homœopathie ; il a été
honni et persécuté de toutes manières, il en est mort à la
peine.

Il fonde *l'Art médical* en 1855. Le premier numéro est
adressé à l'Académie impériale de médecine, et, chose inouïe
dans les fastes et usages académiques, il est renvoyé dans les
formes les plus injurieuses.

Le 4 janvier 1856, ce médecin éminent était expulsé
de la Société anatomique, avec trois de ses collabora-
teurs, en même temps qu'un autre médecin flétri par la
justice.

Il meurt en 1862 ; il n'y avait qu'un *seul médecin* (allopathe) des hôpitaux de Paris à son enterrement.

Plusieurs de ses élèves se sont présentés jusqu'à six et sept
fois au concours des hôpitaux ; ils ont été repoussés systé-
matiquement pour CRIME d'homœopathie (1).

Déjà, en 1842, il avait été interdit, par ordre universitaire
supérieur, au célèbre Risueno d'Amador, professeur à Mont-
pellier, de traiter dans son cours de la doctrine hahnemannienne.

Plus tard, sous le ministère Fortoul, le docteur Léon

(1) Ces faits ont été relatés dans la brochure *l'Homœopathie dans les
hôpitaux.* — Baillière, Paris, 1865.

Simon père ne peut pas obtenir l'autorisation de reprendre son cours, qui avait été toléré sous Louis-Philippe (1).

En 1846, trois médecins homœopathes sont expulsés de la Société médicale du VIᵉ arrondissement de Paris ; plus tard, trois autres le sont également du service des buraux de bienfaisance. Une société médicale de Paris décrète, dans son règlement, qu'il est défendu à tout membre d'accepter une consultation avec un médecin homœopathe.

En 1847, le docteur La Burthe, chirurgien militaire, veut, après avoir fait ses preuves, traiter ses malades homœopathiquement ; il est immédiatement congédié ; il en est de même du docteur Milcent, installé par intérim au Val-de-Grâce, en 1855, par le ministre de la guerre ; il en est renvoyé sur l'insistance de la Faculté de Paris. En même temps, le docteur Ozanam est forcé, par la même raison de donner sa démission de bibliothécaire de l'Académie de médecine.

En 1849, le docteur Léon Marchant est obligé de résigner son service à l'hôpital Saint-André de Bordeaux.

En 1854, la Société de médecine des hôpitaux de Paris accorde, en comité secret, un prix à un mémoire sur l'albuminurie, question mise au concours ; mais le pli étant décacheté, l'auteur est reconnu pour être homœopathe. Le prix accordé est refusé. La Société de médecine pratique donc le *vol au concours*, en proclamant effrontément

(1) En 1835, peu de temps après l'introduction de l'homœopathie en France, sur la demande en autorisation que formèrent les premiers médecins homœopathes, parmi lesquels étaient Petroz, Léon Simon père, de fonder un Institut homœopathique, à Paris, en y joignant un *dispensaire* et un *hôpital homœopathiques*, l'Académie de médecine, consultée par le ministre de l'instruction publique d'alors, M. Guizot, fit un rapport dans lequel elle engageait le gouvernement à refuser l'autorisation demandée, parce que, selon elle, l'homœopathie était un système plein de *contradictions choquantes et d'absurdités palpables*. Le ministre accorda l'autorisation à l'Institut, mais en retranchant la faculté de créer le *dispensaire* et l'*hôpital*. (Voy. *Hahnem.*, 1869, p. 502 à 511.)

qu'aucun concurrent n'en a été jugé digne. Je puis attester e fait, puis que j'étais l'auteur du mémoire couronné (1).

En 1848, la Faculté de Paris refuse une thèse afférente à une question d'homœopathie, sous le décanat et à l'instigation de M. Bouillaud.

Je tiens en outre à dévoiler un fait d'intolérance qui, à lui seul, caractérise la situation. Un de mes élèves, continue M. Imbert-Gourbeyre, présentait, il y a deux ans à Paris, une thèse sur les *éruptions copahiviques*; j'avais donné quelques conseils et fourni quelques renseignements au récipiendaire ; il m'avait dédié sa thèse. Un des juges, en terminant son argumentation, a le triste courage de conclure en ces

----

(1) Tous ces faits sont attestés d'une façon authentique dans la brochure de 1865, *l'Homœopathie dans les hôpitaux.* — Baillière, Paris.

Voici le fait Marchant :

« Le docteur Marchant devait être nommé médecin à l'hôpital Saint-André de Bordeaux, dont il était déjà médecin adjoint. Mais, au moment de l'entrée en fonction, on se rappela qu'il avait professé l'homœopathie, et la commission administrative des hospices de Bordeaux imposa pour condition que le nouveau chef de service s'abstiendrait de toute pratique hahnemannienne. L. Marchant y obéit et ne se servit que des teintures, pensant que son devoir ne le forçait pas contre sa conscience à répudier la loi des semblables. Cette pratique, quoique suivie de succès, fut dénoncée, et la commission administrative s'adressa au ministre, qui consulta l'Académie de médecine de Paris. Celle-ci condamna le docteur Léon Marchant, mais le ministre de l'intérieur de la république, à la date du 28 mars 1849, en transmettant la décision académique au préfet de la Gironde, lui écrivit: « Que comme il s'agissait « d'une question délicate en ce sens qu'elle touche à l'indépendance et à la « conscience du médecin en même temps qu'au progrès de la science, il y a « lieu d'examiner si, en obligeant M. Léon Marchant à s'abstenir de toute « pratique homœopathique dans son service, il ne conviendrait pas de mettre « à sa disposition une salle dans laquelle se rendraient volontairement les malades qui préféreraient la doctrine homœopathique. De cette manière, sans « confusion et sans inconvénient possible, on pourrait expérimenter complé-« tement un système dont *le rapport fait à l'Académie constate la nature,* « *mais non les mauvais résultats.* » Les administrateurs des hospices de Bordeaux ne tinrent aucun compte de ces observations si sages, et le docteur L. Marchant fut contraint de donner sa démission. » (Voy. *Journal de médecine hom.,* t. IV; voy. aussi : Brochure de 1865, citée plus haut.)

termes : « Maintenant, Monsieur, il faut que je vous dise une chose qui me pèse, depuis que j'ai lu votre thèse. Je vois à la première page, une dédicace à M. Imbert. Je comprends tous les sentiments, surtout ceux de la reconnaissance ; mais vous savez bien que M. Imbert est homœopathe, et cela seul me fait trouver déplacé que vous lui ayez dédié votre thèse. »

Voici un autre fait remontant à deux ou trois ans, qui m'est également personnel. Il m'a été raconté par une de mes clientes qui, dans une consultation demandée à un prince de la science, pour une prétendue maladie de cœur, avait eu le malheur de laisser échapper dans la conversation qu'elle avait fait une saison aux eaux de Royat, sous ma direction. A ce mot, l'illustre consultant s'emporte. « Ah ! c'est ce monsieur Imbert qui se permet d'enseigner l'homœopathie ; je saurai bien l'en empêcher et parler au ministère, » etc...

Vaines paroles. Le prince de la science n'a pas bougé, il voulait se donner des airs d'importance, vu que l'illustre prince de la science est un grand libéral, mais l'histoire a fait rire plus d'un salon parisien.

Tout le monde se rappelle le fait, en 1865, de la pétition au Sénat de 2,000 ouvriers de Paris, réclamant des services homœopathiques dans les hôpitaux de la grande ville, pétition qui fut repoussée par le sénat, malgré les protestations les plus énergiques de MM. Bonjean et Thayer, malgré l'assurance donnée par M. Bonjean, que le dixième au moins des sénateurs se faisait traiter par cette méthode. Dans la brochure *l'Homœpathie dans les hôpitaux*, que nous avons déjà citée plusieurs fois, et dont nous recommandons la lecture à toute personne qui veut se donner une idée de la façon loyale avec laquelle se défend l'opposition allopathique, on verra les réponses victorieuses que l'homœopathie a faites aux fameux discours de M. Dupin et de M. Dumas ; ce dernier prétendait que l'homœopathie était abandonnée partout, et même en Allemagne, où elle ne comptait presque plus de partisans. A chaque pas, l'argumentation de l'illustre chimiste qui s'était constitué le porteur de paroles des corps officiels est prise en flagrant délit d'erreurs les plus étrangement combinées.

M. Imbert-Gourbeyre nous cite encore un fait d'opposition allopathique qui, non contente de s'exercer sur les hommes, a pris encore pour objet de sa persécution, les animaux eux-mêmes.

Il y a quelques années, le docteur Perrussel, un des propagateurs les plus zélés de l'homœopathie, après quelques expériments heureux sur les chevaux de l'armée, avait demandé au ministre de la guerre la permission de les continuer sur une plus grande échelle. Mais le ministre, assisté de ses commissions de vétérinaires et de médecins tous *allopathes*, a repoussé la demande, qui a été enterrée par les procédés d'usage (1).

Cette histoire devait avoir son pendant en Autriche. Un médecin homœopathe avait attiré par ses succès l'attention du feld-maréchal de Ritter, qui lui proposa de le faire nommer médecin vétérinaire d'un haras impérial. L'offre est acceptée et le protecteur écrit au ministre de la guerre ; mais il avait compté sans la faculté de médecine de Vienne, qui, consultée à cet effet, rejette à l'unanimité le candidat homœopathe ; et le feld-maréchal est obligé d'annoncer à son protégé cette

(1) M. Courdouan, vétérinaire homœopathe distingué de la Compagnie lyonnaise des omnibus de Marseille, et qui avait obtenu des guérisons très-remarquables de chevaux morveux de cette Compagnie (25 guérisons sur 55 cas), avait demandé, le 17 février 1852, au ministre de l'intérieur, de faire des essais sur des chevaux. Le ministre répondit, le 17 avril suivant, qu'il était dans l'impossibilité d'accueillir la proposition. Et cependant le vétérinaire ne demandait qu'à être exempté des frais de nourriture, d'entretien, de soins, de logement des chevaux soumis à l'épreuve. (*Biblioth. homœop.*, 1868, p. 241.)

déconvenue, par une lettre qui a été rendue publique. (*Allgem. hom. Zeit.*, 11 nov. 1867.)

Et comme contraste. M. Imbert-Gourbeyre ajoute qu'un raja indien faisait vers la même époque établir à Benarès un hôpital homœopathique par reconnaissance pour la méthode hahnemannienne qui avait guéri son cheval, lequel ne pouvait guérir entre les mains des allopathes vétérinaires.

On lit dans *le Courrier du Bas-Rhin*, 30 juin 1869 :

TRIBUNAL CORRECTIONNEL DE STRASBOURG, 29 JUIN 1869. — EXERCICE ILLÉGAL DE LA MÉDECINE.

« M. Écrot était Français autrefois, puis il partit pour l'Amérique et devint citoyen de ce pays. Il est revenu en France, rapportant de la terre classique de la liberté une certaine fortune et une confiance illimitée dans la médecine homœopathique qui, aux États-Unis, comme l'on sait, est pratiquée sur une vaste échelle. Il avait été malade lui-même, et c'est grâce aux remèdes de l'homœopathie qu'il fut guéri. Cette guérison fut connue de quelques personnes, et celles qui souffraient du même mal vinrent supplier M. Écrot de leur indiquer les remèdes qui l'avaient rétabli. Il ne pensa point mal faire en révélant son secret, et bientôt il fut assailli de visiteurs. Il arrivait jusqu'à cinquante malades par jour, et le médecin improvisé n'avait point la force de repousser ces nombreuses sollicitations. Il donnait des globules, et les malades revenant guéris, déposaient aux pieds de leur sauveur leur reconnaissance et leurs offrandes.

« Il acceptait la reconnaissance, mais repoussait les offrandes; il n'a jamais permis qu'on lui fît don d'un rouge liard.

« Par suite d'une circonstance particulière, le bruit de ces guérisons vint aux oreilles de la justice, et M. Écrot a comparu hier sous la prévention d'exercice illégal de la médecine et de la pharmacie.

« La salle d'audience n'a jamais été garnie d'un auditoire aussi nombreux... Cette foule se composait principalement de ceux auxquels M. Écrot avait donné ses remèdes. Ils racontent tous que les médecins de toute espèce n'ont pu leur porter secours. Ils louent le désintéressement de *leur docteur*. Jamais celui-ci n'a accepté d'honoraires. Il renvoyait l'argent qu'on lui expédiait.

« Le tribunal n'a point voulu maltraiter celui qui traitait si bien les malades; écartant le fait d'exercice illégal de la pharmacie, il n'a retenu que trois cas d'exercice illégal de la médecine, et condamné M. Écrot à 1 franc d'amende pour chaque cas. »

La *Revue de l'hahnemannisme*, à laquelle nous avons emprunté le fait précédent, raconte qu'un fait analogue s'était produit à Orange en 1866, douze médecins ayant traîné devant le tribunal une femme respectée de tous, mademoiselle Dianous, qui s'était rendue coupable d'avoir guéri des malades que les accusateurs n'avaient pu rendre à la santé. Mademoiselle Dianous jouit dans la contrée d'une immense considération. Elle avait agi par esprit de charité, rien de plus, et le procureur impérial se vit dans la nécessité de faire un éloge sans limite de celle qu'il devait poursuivre, et dont il éleva, au contraire, le dévouement à la hauteur de celui des sœurs de Charité. La prévenue fut condamnée à 5 francs d'amende et aux dépens, qui furent toute l'indemnité accordée aux médecins.

Ces derniers firent appel de ce jugement, qui était pour eux une véritable mystification; mais la cour se borna à confirmer le premier jugement, et, cette fois, les dépens furent à la charge des médecins accusateurs.

Je n'hésite pas à le dire, il y a quelque chose fort triste pour l'honneur de la profession médicale, que de voir des médecins réduits à poursuivre devant les tribunaux des gens qui se permettent de distribuer d'autres substances que de la violette et de la graine de lin, et les malades trouvant assez peu de secours dans l'art traditionnel pour être tentés de recourir à des personnes qui n'ont pas titre pour les guérir, et cependant savent triompher de leurs souffrances.

Il ne faut pas se le dissimuler, c'est toujours aux médecins que les malades s'adressent en premier lieu, et si l'on songe à l'homœopathie, c'est toujours après avoir échoué avec les traitements rationnels.

Un enseignement devrait, toutefois, ressortir des deux jugements de Strasbourg et d'Orange, c'est *que les médecins n'ont pas le droit d'ignorer l'homœopathie.*

Qu'ils l'étudient donc ; ce sera pour eux le plus sûr moyen de conserver leurs malades, le seul d'arrêter l'intervention des laïques dans la pratique médicale ; c'est, de plus, un devoir de conscience, car Hahnemann l'a dit : *Quand il s'agit d'un art sauveur de la vie, négliger d'apprendre est un crime.* (Léon Simon, *Hahn.*, 1869, p. 428 à 432.)

Un homme de cœur, à la fois écrivain de valeur et savant professeur, a voulu cependant, un jour, tenter de faire cesser cette persécution insensée qui ne tournait pas à l'honneur de ceux qui s'en rendaient coupables, et, faisant appel à l'esprit d'équité et de sagesse, il a ouvert les colonnes de son journal aux expériences homœopathiques. Ce grand acte de réparation, qualifié pompeusement *de pourvoi en révision de l'arrêt prononcé contre la doctrine homœopathique,* n'a pas encore produit le résultat que se proposait son auteur, c'est-à-dire l'apaisement des passions médicales.

Notre devoir est donc de remercier le docteur Marchal, de

Calvi, des bons sentiments qu'il a exprimés dans son journal de *la Tribune médicale* en 1868 et en 1869, et de souhaiter que d'aussi nobles paroles trouvent des imitateurs :

« Lecteurs de *la Tribune*, qui m'avez donné tant de preuves de bienveillance, vous savez que je suis incapable de vous tromper sciemment. Je parle de bonne foi, et je vous dis : Essayez, voyez, jugez vous-mêmes, sans haine et sans crainte, en hommes probes et libres, comme le juré aux assises ; puis faites connaître les résultats que vous aurez obtenus ; s'ils sont affirmatifs, vous aurez avancé le jour de la grande réconciliation; et rendu un service signalé à l'humanité, à la science et à la dignité professionnelle. »

VII

SITUATION LÉGALE ET MORALE DES HOPITAUX EN ANGLETERRE ET EN AUTRICHE

La liberté n'a jamais nui à l'homœopathie, ainsi que le prouve l'exemple de l'Angleterre et de l'Autriche. Sur la terre de la libre Angleterre et de l'Amérique, l'homœopathie, qui trouve toutes les facilités de s'établir, y est représentée par un grand nombre de dispensaires et d'hôpitaux. En Autriche, où la tolérance semble avoir pris la place des lois, tout le monde s'en trouve bien, et la conciliation est faite entre les deux écoles.

ANGLETERRE.

Les hôpitaux, aussi bien les hôpitaux allopathiques qu'homœopathiques, sont des fondations charitables constituées pour la distribution perpétuelle des aumônes ou présents libres des fondateurs, en vue d'assister les pauvres, les malades et les impotents. Par l'acte 39, du règne d'Élisabeth, chapitre V, toute personne ayant un revenu simple peut, par acte enregistré en cour de chancellerie, fonder un hôpital à durée perpétuelle pour assister les pauvres. Par deux autres actes du même règne, le lord chancelier est autorisé à nommer une commission à l'effet de s'enquérir des abus et des violations du *trust* (acte de fondation) dans les établissements hospitaliers. (*Cab. lawyer*, 1868, p. 690 ; *Blakstone Comment.*, 1863, p. 149, 166.)

Le lord chancelier est le tuteur et surveillant supérieur des fondations charitables et des hôpitaux. (*Verfass. Englands*, par Fischel, p. 229.)

« Il est un fait qui nous a particulièrement frappés en Angleterre, disent MM. Blondel et Ser, dans leur Rapport sur les hôpitaux de Londres (p. 20), parce qu'il est tout à fait opposé à ce qui se passe en France. De l'autre côté du détroit, la charité particulière concentre principalement ses largesses sur les établissements destinés aux malades, qu'il s'agisse de grands ou de petits hôpitaux, voire même simplement de dispensaires, tandis qu'elle laisse plus habituellement à l'action publique ou paroissiale le soin d'assister les malheureux, de recueillir les infirmes et les vieillards, à l'aide du produit de la taxe des pauvres.

« Les hôpitaux et les nombreux dispensaires dispersés dans cette grande cité, pour le soulagement de l'homme atteint de maladie, sont sans exception des institutions privées, soutenues exclusivement par les libéralités des fondateurs, ou par les contributions soit viagères, soit annuelles, des personnes qui s'y associent chaque jour.

« Les œuvres prennent naissance, le plus souvent, sous la forme de dispensaires destinés à telle ou telle nature d'affections, et se bornent alors à donner des consultations et à distribuer parfois des médicaments... Puis l'établissement nouveau parvient au rang d'hôpital, et quelquefois à celui, plus ambitionné encore, d'école d'enseignement.

« Les plus grands et les plus riches hôpitaux de Londres ont presque tous commencé sur de très-petites proportions, et avec des moyens très-limités. » (Voy. *les Charités de Londres*, par Sampson Low.)

L'origine de tous les établissements hospitaliers, anciens et nouveaux, est donc la même et ne saurait faire l'objet d'aucun doute : tous ont été créés par la bienfaisance individuelle... et continuent à être soutenus exclusivement par les ressources de la charité particulière.

La loi anglaise accorde en effet aux créations privées le droit de se former, de s'organiser et de s'administrer; elle les laisse libres dans leurs vues comme dans leurs actions, indépendantes les unes des autres, aussi bien que de toute autorité supérieure.

En résumé, chaque hôpital, à Londres, ne relève que du comité qui représente les souscripteurs dont les libéralités le soutiennent, et tous ces établissements ont, d'une manière exclusive, le caractère d'*institution privée*. Quelques hôpitaux sollicitent bien du gouvernement l'*incorporation*, formalité qui répond à peu près à la *reconnaissance d'utilité publique;* mais le plus grand nombre répugne encore à cette apparence de soumission, bien qu'elle leur laisse une entière indépendance et leur puisse procurer quelques avantages.

AUTRICHE.

Dans un exposé de l'état de l'homœopathie en Autriche, lu au congrès homœopathique de 1867, tenu à Paris, par son auteur, M. Marenzeller, nous trouvons ce qui suit :

« Dans la capitale de l'Autriche, on connaît l'homœopathie dans la mansarde de l'ouvrier aussi bien que dans le palais du prince, et il n'y a personne qui ignore qu'on peut guérir les maladies à l'aide de quelques globules, grâce aux résultats obtenus dans les hôpitaux et dans les polycliniques.

« A Vienne, il y a 3 hôpitaux; l'un, le plus grand, est établi à Sechshaus, il est pourvu de 230 lits, et est redevable de son existence à plusieurs communes qui l'ont fondé. On y reçoit les deux sexes, les maladies aiguës et chroniques à raison d'un certain payement.

« Les médecins allopathes et les autres adversaires de cette méthode curative ont fait leur possible pour faire passer cet hôpital entre les mains des médecins allopathes; mais les résultats favorables qu'on y obtient, ayant été comparés à ceux des hôpitaux allopathes, et le peu de frais de pharmacie, ont raffermi la commune dans sa manière de procéder. L'économie qu'elle a faite dans l'espace de quelques années sur les frais de pharmacie était si considérable, qu'elle s'est trouvée à même d'agrandir de moitié, et elle pense en pouvoir faire autant les années suivantes, tandis que les frais exorbitants de pharmacie mettent toujours les autres hôpitaux dans des embarras financiers inextricables.

« L'autre hôpital homœopathique, celui du faubourg Gumpendorf, qui est entretenu par des donations et par des bourses léguées aux sœurs grises, contient 70 lits; on y reçoit les deux sexes affectés de maladies aiguës.

« Enfin, celui de Leopoldstadt est redevable de sa création à des fonds provenant de la cour impériale. Le gouvernement a accordé ces fonds, en 1850, dans le but de vérifier les résultats de cette méthode curative. Cet hôpital contient 40 lits. On y reçoit des femmes qui ont des maladies aiguës.

« Dans ces deux derniers hôpitaux se trouve une polyclinique très-fréquentée.

« Il y a encore, en Autriche, des hôpitaux homœopathiques à Linz, à Stein, à Brix, à Jyongyos, en Hongrie et à

Baden, près de Vienne. Le dernier, fondé par l'association de bienfaisance des dames de Vienne. » (*Bullet. hom.*, 1867, p. 703, 704.)

La situation morale de l'homœopathie s'est fortement améliorée en Autriche, non-seulement vis-à-vis de l'État, mais encore vis-à-vis des médecins allopathes, qui vivent en très-bonne intelligence avec leurs confrères homœopathes.

Il est très-rare que, dans les journaux allopathes, se trouvent des articles dirigés contre l'homœopathie.

« Les médecins homœopathes, lorsqu'il s'agit d'une diagnose, appellent souvent les professeurs allopathes, et ces derniers ont la modestie de ne pas s'occuper de la thérapie.

« Les pharmaciens qui, par la libre dispensation par les médecins, des médicaments homœopathiques, font des pertes sensibles, se sont résignés et se contentent de vendre leurs médicaments homœopathiques au public sans ordonnance. Le gouvernement ne les inquiète pas du tout dans la libre dispensation des médicaments, *acquits* et *conquits*, qu'ils ne céderaient pour rien au monde.

« Le monde de la cour protége l'homœopathie, et, dans les derniers temps, l'empereur a distingué, soit en *les décorant*, soit en les anoblissant, plusieurs médecins homœopathes, avec cette remarque expresse : *Pour leur activité médicale.* »

Cette citation, que nous avons extraite du travail du docteur Marenzeller, lu au congrès homœopathique de Paris, en 1867, voy. *Bull. hom.*, p. 705, 706, nous remet en mémoire un mot célèbre prononcé, il y a quelques années, dans les chambres françaises : *Nous demandons la liberté comme en Autriche.* Sans refuser la restitution des libertés que la dictature impériale de 1852 nous avait ravies et qu'elle nous laisse reconquérir si lentement, nous dirions volontiers au sénat français, qui a refusé, en 1865, l'entrée de l'homœopathie dans les hôpitaux : *Donnez-nous l'homœopathie comme en Autriche.*

VIII

HOPITAUX HOMŒOPATHIQUES A L'ÉTRANGER

L'Italie a ses dispensaires, son Institut et ses Académies :
l'Institut homœopathique de Gênes, l'Académie homœopathique de Palerme et celle de Turin (1).

Naples, Berne et Turin possèdent des journaux. L'Allemagne continue ses publications périodiques et ses congrès.
La Société d'expérimentation pure établie à Vienne, pour
poursuivre l'étude des médicaments sur l'homme sain, a
pour organe l'*Osterreiche Zeitschrift*.

L'Allemagne possède 10 hôpitaux où l'homœopathie est
pratiquée : un de 80 lits à Gumpendorf, aux portes de
Vienne ; l'hôpital de Leopoldstad, à Vienne, 40 lits ; celui
de Sechshaus, 160 lits, de Linz, avec un service d'adultes,
40 lits ; et un service d'enfants, 12 lits ; l'hôpital de Steyer,
50 lits ; de Güns et de Gyongyos, en Hongrie, 24 lits ; de
Kremsier, en Moravie, 30 lits ; de Nechanitz, en Bohême ;
enfin, de Lauban, dans la Silésie prussienne, 200 lits. Il y a
encore deux polycliniques officielles, une à Leipzig, l'autre
à Prague (2).

Saint-Pétersbourg compte 20 médecins homœopathes et

(1) Cette nomenclature est empruntée au cours libre de M. Léon Simon
fils. (Voy. *Hahnem.*, 1869, p. 547.)

(2) La deuxième chambre de Saxe a décidé, presque sans débat et à une
grande majorité, d'inviter le gouvernement à instituer à l'Université de
Leipsick une chaire pour l'homœopathie.

De même, à une grande majorité, dans la deuxième chambre hongroise, à
la séance du 26 février, on a décidé l'érection d'une chaire spéciale pour l'homœopathie, et l'institution d'une clinique homœopathique, malgré l'opposition
énergique du ministre de l'instruction. (*Allg. Hom. Zeit.*, 14 mars 1870.)

Moscou en a 16. A Nijni Novgorod, le docteur Bojanus, chirurgien habile, dirige un petit hôpital dont il a publié les relevés cliniques. Moscou a un hôpital de 20 lits dirigé par le docteur Goldenberg, et aussi un journal (1).

Bruxelles possède 15 médecins homœopathes, et parmi eux 3 membres de l'Académie de médecine. Un dispensaire existe à Bruxelles, un autre à Bruges.

L'Angleterre possède plus de 200 médecins homœopathes. 5 hôpitaux ont été fondés : l'Hôpital homœopathique de Londres (2), dont le fondateur est le docteur Quin, qui en est le médecin consultant. La chirurgie et l'art des accouchements y sont représentés.

Un second grand hôpital, l'Hôpital Hahnemann, a existé, il y a plusieurs années, à Londres, sous la direction du docteur Curie père ; mais cette fondation n'a pu résister à certaines difficultés d'administration.

Un autre établissement, l'Hôpital homœopathique métropolitain, est consacré aux enfants.

A Doncaster, existe l'Hôpital Saint-James, dont est chargé le docteur Dum. Un autre établissement a été ouvert en 1850 à Manchester.

Enfin, l'Institution homœopathique de Norwich comprend six salles.

En Angleterre, il n'y a pas moins de 72 dispensaires ouverts pour le traitement des maladies chroniques ; 14 à Londres, 4 en Écosse, 2 en Irlande, 2 dans les îles de la Manche et 50 dans les provinces.

---

(1) A Varsovie, une salle de huit lits a été confiée, du 11 septembre 1867 au 27 mars 1869, au docteur Wieniawski, médecin homœopathe de cette ville.

D'après la statistique de cette salle, le chiffre de la mortalité a un peu plus de 5 pour 100 ; c'est la moyenne des autres hôpitaux homœopathiques. (*Hahn.*, 1869, p. 479.)

(2) Il est étrange que le rapport sur les hôpitaux civils de Londres, publié en 1862, par MM. Blondel et Ser, chargés d'une mission officielle de

La relation du banquet de Hahnemann, donné le 19 avril 1869 par l'administration de l'Hôpital homœopathique de Londres, contient les faits suivants, extraits du discours du président lord Elcho :

« Le nombre des malades traités dans l'intérieur de l'établissement a été de 465, c'est-à-dire 35 de plus que l'année précédente. Celui des consultations a surpassé de 869 le chiffre de l'année précédente. Le total des dépenses a augmenté de 26 livres sterling (650 fr.). »

Cet exposé, interrompu par les témoignáges de satisfaction des auditeurs, a été suivi d'un aperçu sur l'état de l'homœopathie en Angleterre et dans les autres contrées civilisées.

« Il y a actuellement plus de cent médecins homœopathes à Londres ; quant aux pharmacies homœopathiques, dont la devanture est ornée du buste de Hahnemann, on pourrait croire, en parcourant les rues de Londres, qu'on traverse une galerie de statuettes de bronze, tant ces officines sont nombreuses. A Édimbourg, on construit un nouvel hôpital, à la fondation duquel le professeur Handerson avait proposé

l'administration de l'assistance publique de Paris, ait cru devoir ne mentionner qu'un seul hôpital homœopathique, tandis que, selon M. Léon Simon fils, il y en aurait deux. Peut-être la date du rapport donnera-t-elle la raison de cet oubli. En outre, nous devons constater que les ingénieurs de l'administration n'ont pas songé à faire la description au moins de cet hôpital homœopathique, qu'un docteur allopathe, M. Sarrazin, en 1866, avoue être situé dans un beau quartier, bien aéré, dans une large rue, et être établi dans de bonnes conditions. (Voy. *Essai sur les hôpitaux de Londres*, par le docteur Sarrazin, p. 13. Paris, Baillière. — Voy. *Biblioth. homœop.*, 1868, p. 231.)

Cet hôpital homœopathique de Londres était cependant digne d'attirer l'attention des délégués officiels de l'administration parisienne, car il contient un espace susceptible de renfermer de 120 à 150 lits ; il a vingt ans d'existence. Le nombre des malades qui y ont été soignés ou qui sont venus y consulter s'élevait, en 1869, à plus de 70,000. Ces derniers faits se trouvent relatés dans une lettre du docteur Quin lui-même. (Voy. *Biblioth. hom.*, 1869, p. 19.)

D'après le *Directory homœopathic* de 1867, on comptait en Angleterre : 10 hôpitaux, 54 dispensaires, 4 sociétés homœopathiques et 3 journaux homœopathiques. (*Biblioth. hom.*, 1868, p. 128.)

de contribuer pour 500 guinées, à la condition qu'on lui cé-
derait une salle homœopathique ; les autorités ont refusé.
Mais vous avez aujourd'hui à Liverpool un dispensaire auquel vont plus de malades qu'à tous les autres de la ville.
Enfin, c'est le fait le plus important : ici même, dans cette
ville de Londres, l'ancien premier ministre, M. B. Disraeli,
a souffert d'un violent accès de goutte qui l'empêchait, depuis deux mois, d'occuper sa place accoutumée à la Chambre
des communes. Il s'est confié aux soins habiles d'un médecin homœopathe, et, en moins de quatre jours, il pouvait
combattre vaillamment en faveur de l'Église d'Irlande.

« Maintenant, quittons l'Angleterre et traversons la Manche. Que trouvons-nous sur le continent? En Autriche, à
Vienne, il existe trois hôpitaux homœopathiques, dont l'un
contient 250 lits.

« En Amérique, les progrès de l'homœopathie ont été si
grands que, dans l'une des plus grandes villes de ce pays, la
majorité des classes élevées et intelligentes de la société est
favorable à cette doctrine. Dans l'État de New-York, il y a
818 médecins homœopathes, et au Brésil ils sont partout.
L'homœopathie au Brésil est la doctrine orthodoxe, l'allopathie est hétérodoxe. »

L'orateur a rappelé ensuite les difficultés que ses compa-
triotes homœopathes avaient eu à surmonter, et a terminé en
engageant les convives à assurer, par de généreuses souscriptions, la prospérité de l'Hôpital homœopathique de
Londres, dont le médecin en chef est le docteur Quin..
(*Hahnem.*, 1869, p. 331, 332.)

L'Amérique tient également une place fort importante
dans cette nomenclature. MM. Catellan, dans leur Annuaire,
(de 1863) indiquent plus de 1,700 homœopathes pour l'Amérique du Nord, et 200 pour l'Amérique du Sud. Deux facultés, le Collége médical homœopathique de Philadelphie et
le Collége homœopathique de Clareland.

Les hôpitaux y sont au nombre de 4, savoir :

L'Hôpital homœopathique de Pennsylvanie, à Philadelphie.

L'Institut homœopathique des enfants abandonnés, aussi à Philadelphie.

L'Hôpital homœopathique de Chicago.

L'Hôpital homœopathique de Massachusetts, à Boston.

L'Hôpital homœopathique de Saint-Louis.

Il y a 8 dispensaires officiels (1).

Une statistique récente a prouvé que pour le Brésil le nom-

(1) Voici une preuve des progrès de l'homœopathie aux États-Unis.

Cleveland, ville de l'Ohio, devient décidément homœopathique; peu de noms sont aujourd'hui plus familiers, plus répandus que le nom d'homœopathie. Nous avons des pharmacies homœopathiques, des compagnies d'assurances sur la vie favorisant les clients de l'homœopathie; nous avons des hôpitaux homœopathiques, des colléges homœopathiques, des journaux homœopathiques, des médecins homœopathes, des ventes publiques faites au profit de l'homœopathie par des dames du grand monde. (*The New England Med. Gazette*, janvier 1869, p. 17. — *Biblioth. hom.*, 1869, p. 80.)

A Boston, le dispensaire homœopathique est fondé depuis dix ans. Il y a 4 établissements publics recevant les services des médecins homœopathes. Un collége et un hôpital ont été votés. On doit les installer à la première occasion favorable. (*The New Engl. Med. Gaz.*, 1869, p. 14. — *Biblioth. hom.*, 1869, p. 112.)

La *Bibliothèque homœopathique*, 1868, p. 140, contient tout un exposé des progrès de l'homœopathie en Amérique, qui porterait le nombre des médecins homœopathes à 3,606, ainsi que la création d'un grand nombre de dispensaires.

Le fait le plus intéressant de cet article, qui prouve l'esprit pratique des Américains, est celui d'une Compagnie d'assurances sur la vie, *le Pionnier*, à Cleveland (Ohio), établissant les tarifs des risques à 10 pour 100 au-dessous du taux habituel des assurances pour les personnes soumises à l'homœopathie. Il en est de même de la *Compagnie atlantique* d'assurances mutuelles sur la vie, qui offre des réductions de prix sur les primes d'assurances aux personnes ayant recours au traitement homœopathique.

Le *Bulletin de la Société médicale homœopathique de France*, dans trois articles traduits par le docteur Gonnard, et extraits des transactions de la vingt-quatrième session de l'Institut homœopathique, nous trace l'histoire tout entière de l'homœopathie en Amérique. Nous en extrayons les chiffres suivants : sociétés d'État, 13; sociétés de localités, 22; hôpitaux, hospices; nfirmeries, 15; dispensaires, 18; colléges, 9; journaux, 10. (Voy. *Bulletin de la Soc. hom.*, 1870, p. 151, 218, 257.)

bre des homœopathes était en majorité par rapport à celui de leurs adversaires. Le Brésil a son Institut homœopathique, dont le siége est à Rio ; l'Académie homœopathique du Brésil, et l'Académie homœopathique de Rio-Janeiro. Plus 30 dispensaires et une infirmerie à Rio pour les cholériques ; enfin, une École de médecine homœopathique, ayant, comme celles de l'Amérique du Nord, le droit de conférer des diplômes.

L'Espagne est un des pays où, malgré mille obstacles, la doctrine de Hahnemann compte le plus de représentants. L'annuaire de M. Catellan comptait, en 1863, deux dispensaires, l'un à Madrid, l'autre à Valladolid.

Il en est de même du Portugal ; le même annuaire y compte trois dispensaires à Lisbonne et un à Oporto. Du 25 décembre 1867 au 25 juin 1868, 95 malades étaient entrés à l'infirmerie, dite la *Enfermeria homœopathica* de Jesus. — 75 avaient été guéris, 7 étaient morts. Il y en avait encore 15 en traitement le 25 juin. (*Bibliot. Hom.*, 1869, p, 64.)

Un nouvel hôpital homœopathique a été inauguré le 25 septembre 1867, à Benarès, dans les Indes. Il a été fondé par les soins du rajah Beonarin-Sing, en raison surtout des succès obtenus par les homœopathes pendant la dernière épidémie du choléra. (*Hahnem.*, 1868, p. 48.)

IX

AVANTAGES DE L'HOMŒOPATHIE PROUVÉS PAR LA STATISTIQUE DES HOPITAUX

Ce n'est pas assez de démontrer que les hôpitaux homœopathiques sont capables de soulager mieux et à moins de frais l'humanité souffrante, nous voulons le prouver par des faits empruntés à la statistique de ces hôpitaux.

Au congrès homœopathique de 1867, tenu à Paris, le docteur Liagre a déclaré que, dans son service à l'hôpital de Roubaix, il avait traité allopathiquement la pneumonie durant neuf ans, et qu'il avait perdu par cette méthode 32 p. 100 de ses malades. Depuis cinq ans qu'il a employé l'homœopathie, il ne perd plus que 6 p. 100 de ses malades. (*Bulletin hom.*, 1867, p. 634.)

Un autre avantage, inhérent au traitement homœopathique, c'est celui d'une économie considérable. Dans les hôpitaux et hospices de Paris, les frais en médicaments s'élèvent en moyenne à 22 centimes par jour, soit 79 fr. 20 c. par an, ce qui porte la dépense annuelle à 5 ou 600,000 fr. pour les divers hôpitaux de Paris, tandis que la méthode homœopathique exigerait à peine 5 à 600 fr. (*Hom. dans les hôpitaux*, p. 45.)

Les preuves statistiques, nous les trouvons résumées dans un livre publié à Bruxelles et à Paris, en 1869, par M. le docteur Gaillard, de Bruges, ouvrage remarquable de polémique médicale dans lequel l'auteur a condensé sous le titre de *l'Homœopathie vengée*, la réfutation complète de tout ce qui a été dit contre l'œuvre de Hahnemann.

Voici les faits (pages 469, 470) :

L'immortel Broussais, en 1835, dans son hôpital de Paris, traita 218 pneumoniques, et en vit mourir 137.

Le savant professeur Louis compta 26 décès sur 76 pneumoniques. D'après une autre statistique, il trouva sur 106 malades atteints de pneumonie, 32 morts, soit 30 p. 100.

M. le professeur Chomel perdit 13 pneumoniques sur 24, et trouva une mortalité, à l'âge de quarante ans, de 20 à 25 p. 100.

Le savant Andral vit succomber 37 malades parmi les 65 pneumoniques dont il rapporte l'histoire.

Bayle perdit la moitié des pneumoniques qu'il soigna à l'Hôtel-Dieu en septembre et octobre 1835.

Ph. Pinel obtint seulement 12 guérisons sur les 23 pneumonies qu'il traita à la Salpêtrière.

M. A. Becquerel raconte que, sur 46 pneumoniques, 40 sont morts dans un hôpital de Paris, du 1er avril au 16 octobre 1838.

M. Gueneau de Mussy compta 38 morts sur 86 pneumonies, soit plus d'un tiers.

La statistique des Laennec, Grisolle, Bouillaud et autres illustrations médicales n'est pas moins effrayante.

Les résultats à l'étranger ne sont pas meilleurs.

Voudrait-on objecter que ces statistiques sont anciennes, et que depuis plusieurs années la médication des hôpitaux a fait des progrès? Il n'en est rien, car il ressort d'un rapport officiel fait à la Société médicale des hôpitaux, le 10 janvier 1868, par le docteur E. Besnier, que la mortalité accuse des chiffres non moins effrayants.

Dans de précédents rapports, j'ai déjà, dit le docteur Besnier, insisté sur la grande mortalité de la pneumonie, non pas seulement dans les hôpitaux de l'enfance ou de la vieillesse, mais dans les hôpitaux généraux. Pour le mois de novembre 1867, sur un mouvement de 126 pneumoniques, la statistique des hôpitaux donne 44 décès, soit 34,92 p. 100, et pour le mois de décembre 60 décès sur un mouvement de 151 malades, soit 39,07 p. 100.

En 1866, 2009 pneumoniques, 651 décès, soit 32,40 p. 100, et, en 1867, 702 décès sur un total de 1970 malades, 35,63 p. 100, ce qui dépasse la mortalité des deux années, 1861, 1862, qui donnent pour la pneumonie une moyenne de 28,57 décès p. 100,

Ces faits déplorables se produisent, malgré les progrès de l'hygiène qui sont incontestables et, dit M. Besnier, malgré *les progrès de la thérapeutique,* qui sont beaucoup moins évidents.

Et cependant aucune influence épidémique n'est venue,

M. Besnier le reconnaît, imprimer à la pneumonie une plus grande activité.

Cette statistique arrache à M. le docteur Cretin (*Bulletin hom.*, 1868, p. 90) cette douloureuse exclamation :

« Ainsi, en moyenne, dans la pneumonie des adultes, une mortalité de 20 p. 100 selon Grisolle, en 1857, 20 p. 100 encore en 1864! Et les élèves du maître, devenus maîtres à leur tour, arrivent en 1867 à une mortalité effrayante de 35,63 p. 100! Près du double de la mortalité de la fièvre typhoïde, qui n'est dans cette année que de 18,70 p. 100! Presque autant que dans la phthisie, en 1861, où elle n'est que de 36,02 p. 100! Plus que dans le choléra de 1866, où elle n'est que de 33,78 p. 100! C'est à renverser toutes les notions! La mortalité dans la pneumonie, presque aussi grande que dans la phthisie, plus grande que dans la fièvre typhoïde et même dans le choléra!... Ne faut-il pas se faire la plus aveugle et la plus déplorable illusion pour s'opiniâtrer dans une pratique aussi désastreuse?

Opposons, dit M. le docteur Gaillard (page 471 de son livre cité plus haut), à ces chiffres, les statistiques des médecins hahnemanniens.

Le savant docteur J.-P. Tessier constata 3 morts sur 40 malades atteints de pneumonie, soit 8 p. 100. Si l'on élimine, dit le docteur Frédault, les cas bénins qui guérissent seuls, ou les malades entrés à l'agonie à l'hôpital, et sur lesquels on n'a pu évidemment avoir d'action, on trouve une mortalité de 1 sur 34, soit 3 p. 100.

A l'hôpital de la Charité, à Vienne, dans un service où tous les malades sont traités homœopathiquement, sur 25 pneumoniques, il en mourut 3. D'après le tableau statistique dressé par M. Fleichmann, médecin en chef de l'hôpital de Vienne, sur 300 pneumoniques, il en mourut 19. Dans le même espace de temps, il y eut 9 décès sur 224 pleurésies. Que nous sommes loin ici des 66 p. 100 accusés par les médecins allopathes de cette ville! Et ces grands succès des homœopathes ne se démentent pas. En 1844, on reçut dans le même hôpital impérial 45 pneumoniques ; un seul succomba.

Marengeller à l'Académie Joséphine (hôpital militaire), à Vienne, Steph. Homer, à l'hôpital homœopathique de Gyongyos en Hongrie, Aless, à l'hôpital de Guns (Hongrie), Reiss et Pleninger, à l'hôpital de Linz, obtinrent des résultats non moins consolants.

A l'hôpital homœopathique de Leipzig, sur 34 pneumoniques il en mourut 2.

Un des documents de statistiques les plus intéressants à consulter est certainement le rapport du docteur Liagre aux administrateurs de l'hôpital de Roubaix.

Pneumonies traitées allopathiquement par M. Liagre, annéés 1856-1869 : malades 59, guéris 40, morts 19 ; mortalité moyenne 32,20 p. 100.

Pneumonies traitées *homœopathiquement* par M. Liagre, années 1863-1865, malades 49, guéris 47, morts 2, mortalité moyenne, 4,08 p. 100.

Et le docteur Liagre concluait dans son rapport :

Moins de décès, plus de guérisons.

Convalescences plus courtes ; par conséquent, moins long séjour à l'hôpital, et plus de malades traités avec le même nombre de lits.

Économie dans les frais de pharmacie ; par conséquent, abaissement du prix des journées, et possibilité par la ville (Roubaix) de faire soigner un plus grand nombre de malades avec une même dépense d'argent.

Après des faits aussi concluants, que pourrions nous ajouter de plus pour convaincre nos lecteurs ?

L'HOPITAL HOMOEOPATHIQUE

ET LE RÉGIME LÉGAL

DES HOPITAUX EN FRANCE ET A PARIS (1)

I

L'homœopathie est entrée dans une phase solennelle. Deux hôpitaux ont été fondés récemment à Paris. Pendant longtemps, et alors qu'elle n'avait pu manifester son existence que par des faits isolés, ses adversaires avaient fait autour d'elle la conspiration du silence. C'est à peine s'il était bruit de l'immense activité que les médecins et pharmaciens dépensent à Paris pour satisfaire aux besoins toujours croissants d'une nombreuse clientèle de riches et de pauvres. Depuis le triste triomphe que les adversaires de cette école avaient remporté au Sénat, en 1865, on croyait l'homœopathie morte, et bien morte sous les terribles coups que lui avaient portés deux célèbres orateurs unis dans un tou-

(1) Ce travail, qui a déjà paru en 1870 dans le *Bulletin de Société hom.*, a été l'objet de plusieurs additions.

chant accord, *Arcades ambo*, pour condamner une science si manifestement ignorée d'eux.

L'homœopathie n'est pourtant pas morte, et la preuve qu'elle vit, c'est qu'elle a maintenant ses deux hôpitaux à Paris, sans compter plusieurs dispensaires dans lesquels des milliers de consultations et de médicaments sont distribués chaque année gratuitement à de pauvres malades.

Désormais la démonstration clinique pourra être faite que l'œuvre de Hahnemann a été celle d'un grand génie, et les résultats nouveaux qu'on attend de ces deux hôpitaux ne tarderont pas à confirmer les résultats partiels déjà acquis dans des rapports et des statistiques officiels.

Mais, pendant que ces deux jeunes institutions s'établissent sous l'initiative privée des médecins et avec le concours des nombreux amis et partisans de l'homœopathie, il importe, dans ce journal qui se consacre depuis tant d'années à la défense de l'homœopathie, en France, de jeter un rapide coup d'œil sur la législation des hôpitaux de notre pays, et spécialement de celle qui régit les hôpitaux de Paris. Nous voulons établir aussi nettement que possible la situation actuelle de cette législation, afin que l'on sache bien que, si l'homœopathie ne va pas plus loin, c'est que la loi le lui défend. En indiquant ici les raisons de la forme particulière dans laquelle doit se mouvoir l'hôpital fondé sous les auspices de la Société médicale homœopathique de France, dans le quartier des écoles et près des facultés, nous lui fournirons les moyens de se défendre contre les dangers de ces textes surannés conçus pour une époque où la charité

était le monopole de l'État, tandis qu'elle est aujour-
d'hui dans le droit et le devoir de tous.

Avant d'arriver à une réforme de la législation des
hôpitaux, que tôt ou tard l'opinion publique ne manquera
pas d'obtenir, nous sommes obligés de traverser une
période transitoire. C'est pendant cet intervalle de temps
nécessaire pour amener la modification des idées qui
préparera les changements législatifs, qu'il est indispensable que les deux jeunes hôpitaux s'affirment paisible-
ment et sans encombre, puisqu'ils deviendront les instruments de la démonstration devant l'opinion publique.
Il est de haute prudence surtout de ne pas fournir aux
irréconciliables de l'homœopathie le moindre prétexte
d'intervention légale dans la direction scientifique de
nos établissements hospitaliers. Sans cela tout serait
compromis et de nouveau ajourné. Soyons sûrs que
l'ennemi veille et qu'il mettra à profit les moindres
écarts. Veillons donc nous-mêmes et faisons bonne
garde.

Pour bien comprendre la législation actuelle qui régit les hôpitaux, il n'est pas inutile d'examiner la législation qui l'a précédée. C'est ce que nous allons faire
brièvement. On est en général d'accord pour reconnaître
que les malversations et les abus commis autrefois par
le clergé, qui se faisait d'office l'administrateur nécessaire
et imposé des établissements hospitaliers fondés par des
personnes charitables, ont été, en dehors de toutes vues
politiques, l'une des raisons principales pour lesquelles
l'État s'est emparé peu à peu de l'administration de ces
établissements. Les rois, depuis le treizième siècle,
firent de constants efforts pour assurer l'individualité

des hôpitaux et des hospices, et pour rétablir au sein de leur gestion l'ordre et l'autorité. C'est du règne de François Ier que commence la longue série des édits et ordonnances de nos rois pour l'amélioration de ces institutions. Louis XIV, par la création de ses hôpitaux généraux, et voulant ramener à l'unité de législation les divers hôpitaux de France qui avaient chacun des lois et règlements différents, y pourvut par la déclaration de 1693 et par celle du 12 décembre 1698 portant règlement général pour l'administration des hôpitaux.

Les lois qui suivirent ne mirent pas un terme aux abus, et le régime des hôpitaux et hospices n'avait plus rien d'uniforme en 1789 par suite des diverses modifications qu'il avait subies. Les uns étaient gouvernés par des administrations cléricales ; d'autres étaient régis par des représentants des trois ordres, et quelques-uns n'avaient pour administrateurs que les membres des corps municipaux des villes.

Il était réservé à l'Assemblée constituante de soulever le voile qui avait caché pendant plusieurs siècles les abus de ces administrations cupides ou barbares, et de montrer dans toute sa hideuse nudité les horribles spectacles que recélaient les hôpitaux de cette époque. Il suffit de lire les émouvants rapports du comité institué par l'Assemblée constituante, et à la tête duquel était la Rochefoucauld-Liancourt pour se convaincre de la légitimité de l'intervention de l'État dans le régime intérieur des hôpitaux. Une seule citation résume tout :

« Les épileptiques sont abandonnés sans traitement dans des salles sans gardien... de même que les enfants scrofuleux, dartreux, teigneux, imbéciles. Ils couchent ensemble et se communiquent réciproquement tous leurs maux... La folie est considérée comme incurable, et les fous ne reçoivent aucun traitement... On y enferme pêle-mêle les détenus, sans distinction de criminalité, avec les enfants dont le seul crime a été la désobéissance et l'étourderie...

« La maison (l'hôpital de Bicêtre) contient dans un seul bâtiment deux infirmeries pour les vénériens, hommes et femmes; 54 hommes et 56 femmes sont traités dans le même temps. Le traitement dure à peu près deux mois. Ainsi il y a à peu près 660 malades vénériens traités annuellement. Il s'en présente néanmoins 18 à 1,900, en telle sorte que, pendant qu'ils attendent leur tour, la maladie fait des progrès et devient incurable. Il y a dans les mêmes bâtiments plusieurs salles d'expectants pour les hommes et pour les femmes. Là, 20 ou 25 lits servent quelquefois à 200 personnes ; quatre y couchent à la fois, tandis que les autres, étendues par terre, attendent leur tour pour les remplacer... Beaucoup meurent. »

Le comité avait proposé une série de mesures par lesquelles, tout en maintenant les hôpitaux et hospices, il organisait des secours à domicile, afin d'alléger le nombre de cette population des hôpitaux ; mais l'Assemblée constituante, absorbée par d'autres soins plus importants, se contenta, par des décrets, de mettre les hôpitaux sous la surveillance et l'action des assemblées administratives du département. Ce système fut encore maintenu par le décret du 28 octobre 1790, qui ajourna la *déclaration de nationalité* des biens des établissements charitables, et par le décret du 5 avril 1791, relatif aux rentes et redevances qui leur étaient dues sur les biens nationaux.

Les hôpitaux ne devaient pas échapper à la période d'exaltation révolutionnaire de 1793 : « Les hôtels-Dieu et hôpitaux, disait Barère, sont les tombeaux de l'espèce humaine; la misère est incompatible avec le gouvernement populaire. » En conséquences de ces principes, la Convention rendit les fameux décrets des 19 mars, 28 juin 1793 et 29 floréal an II, qui, tout en maintenant les hôpitaux existants avec l'addition des secours à domicile, créaient l'innovation importante de centraliser dans les mains de l'État toute l'administration des hôpitaux et de la bienfaisance publique, qui devenait une dette de l'État. La loi du 23 messidor an II confirma ce principe en réglant le mode de réunion du passif et de l'actif des hôpitaux et hospices au domaine national. Les inconvénients de ce nouveau système de la bienfaisance publique ne tardèrent point à se révéler, et l'on revint alors à l'idée de rendre aux hôpitaux leurs biens et leurs dotations, sauf à améliorer leur régime et leur administration. Ce fut l'objet de la loi du 16 vendémiaire an V (7 octobre 1796), qui restitua aux hôpitaux et hospices leurs biens et réorganisa leur administration. Cette loi est le dernier acte législatif de la période républicaine. Elle confirme les hôpitaux dans la propriété de leurs biens et confie la surveillance de leur administration à des commissions de citoyens recevant leurs pouvoirs des communes.

Après la période républicaine, la situation des hôpitaux se trouve réglée par un avis du conseil d'État du

17 janvier 1806. Ce document qui n'émane pas d'un pouvoir législatif, mais qui constitue un précédent de législation administrative, a toujours servi de règle à l'administration pour les décisions qu'elle a prises sur les hôpitaux. Il est trop directement spécial à notre sujet pour ne pas mériter une relation particulière.

« Le conseil d'État, saisi d'une demande d'autorisation d'accepter un legs de 1,000 florins, fait à l'administration des hospices de Bruxelles, *établissement nouveau de Sainte-Gertrude dirigé par une société libre de bienfaisance ;*

« Considérant qu'il s'est formé plusieurs établissements de bienfaisance pour recevoir des pauvres, malades, enfants, vieillards, *sans autorisation légale* du gouvernement :

« Que de pareils établissements ne *peuvent être utiles* et inspirer *une confiance fondée*, quelle que soit la pureté des intentions qui les ont fait naître, tant qu'ils ne sont pas soumis à l'*examen de l'administration publique, autorisés, régularisés et surveillés par elle*......

« Est d'avis que tous *les établissements de charité et de bienfaisance dirigés par des sociétés libres, et qui rassemblent sous divers noms, dans un bâtiment, des femmes en couche, des malades, des orphelins, des vieillards et des pauvres,* ne doivent plus être *tolérés* sans être *régularisés* et *surveillés,* et qu'en conséquence le ministre de l'intérieur, après s'être fait rendre compte de ces établissements, doit, *par un rapport au gouvernement,* lui soumettre leurs règlements et le *mettre à portée de décider,* en conseil d'État, quels sont ceux qu'il est nécessaire de supprimer, et ceux à conserver, et quels moyens il est convenable de prendre pour la régularisation et l'administration de ces établissements... »

Le 3 novembre 1806, le ministre de l'intérieur mettant le dit avis du conseil d'État en pratique, y ajoutait encore les rigueurs de la circulaire suivante adressée aux préfets.

« Les sages dispositions de l'édit de 1749 défendaient de former aucun nouvel établissement de chapitres, colléges, séminaires, communautés religieuses, *même sous prétexte d'hospices*, congrégations, confréries, hôpitaux et autres corps et communautés, *sans y être préalablement autorisé* par lettres patentes enregistrées dans les cours de parlement ou les conseils supérieurs. »

Il ne devait être accordé de lettres patentes pour permettre un nouvel établissement que d'après la connaisance acquise de l'*objet* et de l'*utilité dudit établissement*, de 'la *nature*, de la *valeur* et de là *quotité des biens destinés à le doter*.

Pour assurer d'autant plus l'exécution de ces règles, l'*édit précité déclarait nuls* tous les *établissements qui seraient faits à l'avenir*, sans *avoir obtenu de lettres patentes* et les avoir fait enregistrer, ensemble *tous les actes qui pourraient avoir été faits en leur faveur, directement ou indirectement.*

Le même édit portait, en outre, que ceux qui auraient été chargés de former ou administrer ces établissements seraient déchus de tous les droits résultant desdits actes.

« Depuis *plusieurs années*, ajoute le ministre, les dispositions que l'on vient de rappeler, ont *cessé d'être observés...* et les inconvénients résultant de cet oubli des anciens règlements sur cette matière n'ont point échappé au gouvernement, qui, d'après l'avis du conseil d'État, a décidé, le 17 janvier 1806, que tous les établissements de charité et de bienfaisance dirigés par les sociétés libres... *ne peuvent plus être tolérés* sans être *régularisés* et *surveillés !*

« Veiller à ce que *désormais* il ne se forme aucun établissement sans une *autorisation expresse* du gouvernement, et *rendre compte de ceux qui existent sans autorisation légale.*

« Telles sont les dispositions dont vous avez à vous occuper pour répondre aux intentions du gouvernement et de l'avis du conseil d'État ci-joint. »

Ces deux documents forment le point de départ de toute la jurisprudence administrative qui a réglé jusqu'ici la création des hôpitaux en France. Ils sont à la vérité quelque peu contestables, car leur base repose sur un édit de 1749, qui a été emporté dans le mouvement législatif de la révolution de 1789. Mais comme le conseil d'État n'a pas l'habitude de changer sa jurisprudence, il est assez vraisemblable que, saisi de la même question après soixante-cinq ans, il la résoudrait encore dans le même sens.

Il reste donc acquis, par ces précédents, que quiconque veut créer en France un établissement pour assister, soigner, ou nourrir le pauvre, doit, au préalable, se pourvoir en autorisation devant le conseil d'État ; lui présenter les statuts de l'établissement à créer ; lui exposer les ressources dont il dispose, et que, si l'on s'avise de se mêler de bienfaisance sans être pourvu de cette autorisation, on s'expose à voir confisquer et l'établissement et les ressources dont il dispose. En un mot, l'État seul a le monopole de la bienfaisance publique, et c'est à lui seul qu'il faut s'adresser pour en obtenir la délégation.

Ajoutons encore que les autorisations ne s'accordent pas d'emblée, qu'un stage de plusieurs années est imposé à l'impétrant, et que s'il obtient l'autorisation, ce n'est quelquefois qu'au bout de trois, quatre ou cinq années, temps d'incubation nécessaire pour donner le temps d'éclore à cette procédure administrative.

Inutile de dire ici que l'homœopathie, par la création de ses deux hôpitaux, s'est bien gardée de suivre une route aussi longue pour donner le bienfait de sa médication aux classes nécessiteuses qui ne pouvaient attendre. Nous expliquerons plus loin la voie qu'elle a choisie, mais, avant d'arriver à ce point, nous devons continuer à exposer les restrictions légales dont sont frappés en matière de legs et de donations, les établissements hospitaliers régulièrement autorisés, ainsi que la situation spéciale que la loi de 1849 a faite aux hôpitaux de Paris. Les hôpitaux homœopathiques, en adoptant une autre forme de constitution dont nous reparlerons, ont voulu échapper à ces entraves, que les besoins modernes ne pouvaient plus tolérer.

II

La législation qui règle les fondations charitables en France est restée empreinte d'un sentiment de défiance très-visible, qui s'explique historiquement par le mouvement révolutionnaire, qui avait détruit les associations et les corporations de l'ancien régime, et politiquement, par le désir de conserver à l'État toute la puissance de la centralisation. Il suffit de lire l'article 291 du code pénal, qui défend les associations de plus de vingt personnes et la loi du 10 avril 1834, qui défend ces mêmes associations fractionnées en sections d'un nombre inférieur à vingt personnes pour se convaincre que l'*agrément du gouvernement* est la caractéristique de la loi. Il ne faut donc pas s'étonner si les concessions que le gouvernement accorde ne donnent le jour qu'à des êtres automatiques n'agissant que dans les conditions d'un statut et d'un accord intervenus avant la concession entre l'État et le concessionnaire.

Quand une fondation telle qu'un hôpital, hospice, ou autre établissement charitable, a enfin reçu de l'État le baptême de l'autorisation, il devient établissement d'utilité publique, et à ce titre il tombe en tutelle; ses moindres actes ont besoin de la sanction administrative pour recevoir leur exécution. L'État, jaloux du monopole de l'assistance publique dont il vient de se dessaisir pour partie, reste en possession de certains droits qu'il ne peut même pas aliéner. A cette réserve viennent se joindre les restrictions protectrices qui environnent les incapables dans tous les actes de leur vie civile, soit pour l'aliénation, soit pour l'acquisition de leurs biens.

De sorte que, malgré l'existence propre et distincte qu'il a reçue par la constitution que l'État lui a donnée, et bien qu'il soit devenu une personne civile, jouissant du droit d'acquérir, de posséder, d'aliéner, en un mot de faire tous les actes de la vie civile, par l'intermédiaire de ses représentants légaux, l'hôpital n'en reste pas moins placé sous l'action de l'autorité supérieure administrative représentée par les préfets et les sous-préfets.

Tels sont les motifs qui inspirent les articles suivants du code Napoléon, dont le texte dispense de tout commentaire, et les lois réglementatives de l'administration des hôpitaux.

Art. 910. Les dispositions entre-vifs ou par testaments au profit des hospices, des pauvres d'une commune ou d'établissements d'utilité publique n'auront leur effet qu'autant qu'elles seront autorisées par une ordonnance royale (un décret impérial).

Art. 911. Toute disposition au profit d'un incapable sera nulle, soit qu'on la déguise sous la forme d'un contrat onéreux, soit qu'on la fasse sous le nom de personnes interposées.

Art. 937. Les donations faites au profit d'hospices, des pauvres d'une commune, ou d'établissement d'utilité publique seront acceptées par les administrateurs de ces communes ou établissements après y avoir été dûment autorisées.

Au milieu de ce luxe de dispositions légales et administratives, ce qui frappe spécialement les personnes animées d'intentions charitables, c'est le peu d'importance laissée à l'action du fondateur d'un hôpital où de ses héritiers, qui tiennent souvent à honneur de continuer les traditions de leur auteur.

L'exercice des droits de l'auteur de la fondation ou de ses héritiers a été réglé par un décret du 31 juillet 1806, qui ne donne au bienfaiteur que le droit d'assister, avec voix délibérative, aux séances des commissions administratives, à l'examen et à la vérification des comptes pour en jouir concurremment avec ces administrations. Ce décret déjà très-rigoureux a été en outre aggravé par un arrêt du conseil d'État du 28 septembre 1816 (relaté dans le *Répertoire* de Dalloz, vº Hôpitaux, nᵒˢ 57, 58, note 1), lequel ne concède, à l'occasion de l'hospice de Tonnerre, à la famille de Louvois qui l'avait fondé, que le droit, à un seul membre à la fois, l'aîné mâle de la famille et ainsi de suite, d'assister aux séances de la commission administrative.

Et l'État aime mieux se priver d'une fondation charitable que d'en accepter une qui aurait pour condition que la direction, l'administration, la nomination de l'économe et autres employés, ainsi que le service médical, seraient exclusivement confiés à des administrateurs désignés par le donateur. C'est ce qui résulte d'un avis du conseil d'État du 9 janvier 1834. (Voy. Dalloz, *loc. cit.*)

Après avoir relaté la législation commune à tous les hôpitaux, en ce qui concerne leur mode de création et les dispositions gratuites dont ils peuvent être l'objet, nous avons à rendre compte de la législation qui en règle l'administration, la direction et la surveillance.

Sous ce rapport, le législateur a établi des différences entre l'administration des hôpitaux en France et celle des hôpitaux de Paris. Voyons d'abord la première.

DE L'ADMINISTRATION DES HÔPITAUX EN FRANCE.

Les lois des 16 vendémiaire an V (art. 1) et 16 messidor an VII (art. 1) donnaient aux administrations mu-

nicipales la surveillance immédiate des hôpitaux. Les
préfets et sous-préfets ayant remplacé les administrations municipales de canton (loi du 28 pluviôse an 8)
étaient restés chargés de cette surveillance sous l'autorité du ministre de l'intérieur.

Les hôpitaux étaient en outre sujets au contrôle supérieur des inspecteurs généraux des établissements de
bienfaisance.

Mais la loi du 7 août 1851 a rendu l'administration
des hôpitaux en France à des commissions administratives auxquelles elle donne le pouvoir de diriger et de
surveiller le service intérieur et extérieur des établissements, mais avec l'approbation du préfet. La même loi
leur donne également le pouvoir de délibérer sur tout
ce qui intéresse l'administration des biens et revenus,
ainsi que sur les questions de budget, d'acquisition, d'é-
changes ou aliénations, de travaux, d'actions judiciaires
et transactions, de placements de fonds et d'emprunts,
d'acceptation de dons ou de legs, art. 7, 8, 9. Mais les
délibérations concernant ces derniers faits sont soumises
à l'avis du conseil municipal et suivent les mêmes règles que les délibérations de ce conseil. (Art. 10.)

Quant aux legs et donations, le président de la commission administrative peut bien les accepter provisoire-
ment, mais toujours sous la sanction du décret impérial
ou de l'arrêté du préfet. (Art. 11.)

Une attribution importante de ces commissions administratives est celle qui leur est concédée par l'art. 14
de cette loi de nommer le secrétaire de la commission,
l'économe, les médecins et chirurgiens, mais elle ne peut
les révoquer qu'avec approbation du préfet. Quant aux

recettes de l'établissement, elles se font par la   de receveurs nommés par le ministre de l'intérieur sur la proposition des commissions et de l'avis des préfets. (Art. 14.)

Cette loi du 7 août 1851, qui semble à première vue faire quelques concessions au régime libre et autonome des hôpitaux, a son correctif dans l'art. 6, dont l'admission donna lieu autrefois à une assez vive discussion. En effet, cet article 6 laisse au gouvernernement le pouvoir exorbitant de déterminer par un simple décret la composition des commissions administratives des hôpitaux. Et il faut bien reconnaître que le décret du 23-31 mars 1852, qui est venu exercer ce droit que lui abandonnait le législateur, en a usé selon les bons principes d'une administration qui veut rester toujours la maîtresse.

D'après ce décret, les commissions administratives des hospices et hôpitaux sont composées de cinq membres nommés par le préfet et du maire de la commune. (Art. 1er.)

La présidence appartient au maire ; il a voix prépondérante en cas de partage. (Art. 1er.)

Ce qui vient, en outre, augmenter ici l'influence administrative, c'est que le maire est nommé par le gouvernement, et qu'il peut même être nommé en dehors du conseil municipal.

Il est vrai que les commissions administratives sont renouvelables chaque année par cinquième, mais les membres sortants sont rééligibles. (Art. 2.)

Et, d'un autre côté, les commissions administratives peuvent être dissoutes par le ministre de l'intérieur, de l'agriculture et du commerce, sur la proposition ou l'avis du préfet. Les membres de ces commissions peuvent être aussi individuellement révoqués dans la même forme. (Art. 3.)

Le nombre des membres peut être augmenté en raison de l'importance des établissements ou de circonstances locales. (Art.4,)

A ce décret de 1852 qui, malgré sa précision dictatoriale, n'a pas paru cependant suffisant pour l'administration, est venue s'ajouter une instruction complétive en date du 5 mai 1852, dans laquelle on trouve encore d'utiles explications sur les dispositions du décret.

Pour compléter cette nomenclature, nous ne devons pas oublier de mentionner aussi le décret du 25-30 mars 1852, auquel on a donné le singulier titre de décret de décentralisation administrative, non pas parce qu'il remettait plus de liberté aux citoyens, mais parce qu'il étendait les pouvoirs des préfets en leur déléguant une partie des pouvoirs du ministre de l'intérieur. Un des motifs de ce décret est resté célèbre : « Considérant qu'on peut gouverner de loin, mais qu'on n'administre bien que de près... »

Ce soi-disant décret décentralisateur s'est trouvé plus tard complété par un décret du même genre du 13 avril 1861, et il résulte de ces deux actes : 1° que les préfets, sans en référer au ministre de l'intérieur, peuvent statuer pour les hôpitaux des départements sur les dons et legs de toutes sortes de biens, lorsqu'il n'y a pas de réclamations des familles (art. 48 du tableau A annexe du décret) ; 2° que le gouvernement se réserve l'examen des dons et legs qui donne lieu à des réclamations (art. 67 lettre *h* du même tableau) ; 3° que l'État se réserve aussi l'examen des demandes à fin de création d'hôpitaux dans les départements. (Art. 67, lettre *y*.)

DE L'ADMINISTRATION DES HÔPITAUX DE PARIS.

La période qui précède 1848 n'offre pas assez d'intérêt pour motiver une relation particulière. Qu'il nous suffise de mentionner ici que la loi du 10 vendémiaire an IV et celles qui l'ont suivie avaient placé les hospices, les secours et autres établissements de bienfaisance, dans les attributions du ministre de l'intérieur, et en cela la dernière loi de 1849 n'a rien changé. Quant à l'administration des hôpitaux et hospices, elle était entre les mains d'un conseil général, dont les fonctions étaient gratuites, mais qui avait sous ses ordres une commission administrative et d'exécution chargée d'exécuter les délibérations du conseil général, avec un personnel administratif approprié à cette organisation.

La république de 1848, ayant proclamé comme son aînée, dans sa constitution du 4 novembre, le principe du droit à l'assistance, on proposa à la Constituante une loi qui en contenait les diverses applications pour la France, à l'exception de Paris, qui restait soumis à sa législation particulière. Devant l'immensité de cette tâche, qui imposait au législateur l'étude et la solution des problèmes sociaux les plus graves, le législateur recula et se borna à réorganiser l'administration hospitalière de Paris, dont l'importance toujours croissante commandait une réforme urgente.

Le but de la loi du 10 janvier 1849, qu'on a qualifiée, trop ambitieusement selon nous, loi d'organisation de l'Assistance publique à Paris, n'eut pas d'autre but que de réunir en une seule administration générale l'administration des hôpitaux et hospices et celle des secours à domicile jusque-là séparées, et de donner à un directeur général, relevant du préfet de la Seine et du ministre de l'intérieur, la concentration de tous les services de la charité publique à Paris. L'article 1er de cette loi est ainsi conçu :

« Art. 1er. L'administration générale de l'Assistance publique à Paris comprend le service des secours à domicile et le service des hôpitaux et hospices civils. Cette administration est placée sous l'autorité du préfet de la Seine et du ministre de l'intérieur ; elle est confiée à un directeur responsable, sous la surveillance d'un conseil dont les attributions sont ci-après déterminées.

« Art. 2. Le directeur est nommé par le ministre de l'intérieur sur la proposition du préfet de la Seine. »

La composition de ce conseil chargé de surveiller le directeur est utile à connaître, car, sur ce point, le gouvernement n'était pas d'accord avec la chambre, qui avait proposé de substituer à ce conseil de surveillance un conseil d'administration dont le caractère délibérant aurait fait contre-poids à l'omnipotence du directeur général. Mais l'opinion du gouvernement prévalut, et, comme dans la loi du 7 août 1851, que nous avons relatée précédemment, la loi réserva au gouvernement le pouvoir de déterminer la composition du conseil de surveillance comme il l'entendrait (art. 8). Un règlement d'administration publique rendu le 24 avril 1849 est venu organiser ce conseil dit *de surveillance*, et l'expérience a démontré une fois de plus, par les faits, combien il est imprudent de laisser à un pouvoir administratif des lacunes à remplir dans les textes de lois.

Le projet de règlement communiqué à l'appui de la loi par le ministre de l'intérieur d'alors, M. Dufaure, et le rapport sur cette loi du député M. Frichon (*Moniteur* des 10 novembre 1848 et 2 et 3 janvier 1849), faisaient entrer dans la composition de ce conseil plusieurs éléments étrangers à l'administration. En pénétrant dans ce conseil, dépourvu à la vérité de tous moyens d'action, puisqu'il était démuni du caractère de corps délibérant, ces membres auraient pu néanmoins, avec un peu de fermeté, contre-balancer l'appoint des voix administratives et des corps scientifiques déjà engagés par la tradition ou l'intérêt.

L'administration, une fois maîtresse du terrain, fit son règlement à sa guise, et, le 24 avril 1849, le ministre de l'intérieur d'alors, M. Léon Faucher, modifia le projet de règlement de la chambre dans les conditions suivantes :

L'arrêté conserve, cela va sans dire, le préfet de la Seine président, le préfet de police, deux membres du conseil municipal, met deux maires ou adjoints au lieu d'un seul, supprime le curé ou vicaire de l'une des paroisses de Paris, le ministre protestant, le ministre israélite, puis substitue aux deux membres des conseils locaux de l'assistance publique deux administrateurs des comités d'assistance des arrondissements municipaux ; maintient le membre du conseil d'État et remplace le membre de la cour des comptes et le membre de la cour d'appel par un membre de la cour de cassation.

Le même règlement maintient naturellement le pro-

fesseur à la Faculté de médecine, le médecin des hôpitaux et hospices en exercice, le chirurgien des hôpitaux
et hospices en exercice ; mais il supprime le professeur
de l'École de pharmacie pris en dehors des pharmaciens
des hôpitaux et hospices, le médecin attaché au service
des secours à domicile. On maintient encore le membre
de la chambre de commerce, le membre du conseil des
prud'hommes, et, au lieu de quatre citoyens pris en
dehors des catégories ci-dessus, le nouveau règlement
en admet cinq. Mais ces cinq citoyens pris en dehors
des catégories, par qui sont-ils choisis? Par le préfet.
Et cependant, ces quatre citoyens, selon le projet de
loi, devaient être élus par le corps municipal de Paris,
ce qui est bien différent.

Par la composition d'un tel conseil, où l'élément
administratif domine, on ne peut se faire illusion sur
l'esprit qui devait l'animer. C'était déjà un grand dom-
mage pour le conseil que d'y perdre les membres des
trois clergés de France qui, par le caractère de leurs
fonctions, auraient pu imprimer dans l'esprit de leurs
collègues la conciliation et le respect des convictions.
Mais la perte la plus importante que faisait le conseil
consistait dans la suppression radicale de trois éléments
d'autant plus indépendants qu'ils devaient tenir leurs
mandats du suffrage direct de leurs collègues ; ce furent
le membre de l'ordre des avocats, le membre de la corporation des notaires, et le membre de la corporation
des avoués.

Ces suppressions opérées, les autres modifications in-
troduites sur la rééligibilité et le fonctionnement du
conseil n'ont plus qu'un intérêt secondaire.

Le député M. Frichon dans son rapport, avait donc bien raison de dire : « M. le ministre de l'intérieur ayant donné communication de ce projet de règlement à la commission, elle a pensé que, pour fonder l'administration générale de l'assistance publique sur des bases durables et stables, il fallait que les règles principales tracées dans ce règlement prissent place dans la loi, pour qu'elles ne fussent pas incessamment soumises à l'arbitraire, et ne fussent pas variables à chaque changement de directeur.

« Voilà pourquoi, dit-il, le projet de la commission embrasse la partie réglementaire, définit les pouvoirs, détermine les attributions, le mode d'élection et la composition des conseils d'administration et de l'assistance publique. »

Les événements qui suivirent ne tardèrent pas à démontrer la justesse de ces mesures de prudence, qui auraient dû être maintenues avec une grande fermeté, alors surtout que le conseil, placé à côté de ce dictateur de nouvelle espèce, cessait d'avoir l'autorité d'un corps administratif, consultatif et délibérant, pour devenir simplement témoin muet de tout ce que le directeur pourrait faire.

En effet, la loi du 10 janvier 1849 confiait l'administration générale de l'assistance, comprenant le service des secours à domicile et le service des hôpitaux et hospices civils, à un *directeur* sous la surveillance d'un conseil appelé seulement à donner *des avis*, et comme si cette loi n'était pas déjà suffisante par elle-même, le règlement additionnel du 24 avril 1849, en permettant à ce directeur d'assister aux séances du conseil, et en

mettant sous ses ordres tout le personnel administratif
des hôpitaux, faisait passer entre ses mains un pouvoir
devant lequel toute opposition ou toute résistance deve-
naient impossibles.

L'article 6 de cette loi du 10 janvier 1849 avait pres-
,crit le concours pour la nomination des médecins, chirurgiens et pharmaciens des hôpitaux et hospices. Quelles
garanties d'impartialité a-t-on prises dans ces concours ?
Aucunes. Ces concours sont-ils même régulièrement
organisés pour assurer à tout candidat de mérite, quelle
que soit l'école à laquelle il appartienne, la place que
son talent ou son travail lui ont acquise ? La loi de
1849 n'en dit pas un mot. Le règlement complémen-
taire du 24 avril 1849 reste également muet. Mais il
est un article de cette loi où se révèle dans toutes ses pro-
fondeurs l'habileté des faiseurs de loi. C'est l'article 7,
qui dit que les médecins et chirurgiens attachés au service des secours à domicile sont également nommés au
concours *ou par l'élection de leurs confrères*. Élection !
on voit bien qu'on parlait encore devant la Constituante,
qu'on était en république, et qu'il fallait bien faire une
concession à une chambre qui avait cédé sur la grosse
question du conseil d'administration. Le règlement
du 24 avril survient plus tard, mais on oublie d'y organiser ce concours ou cette élection qu'on a promise.
Ces exemples-là ne sont pas rares, et l'on a vu plus d'une
promesse faite au moment d'un vote aboutir à néant.
Plus tard, les temps avaient changé, et la république
n'était plus pour réclamer ce règlement électoral pro-
mis par la loi. On ne s'est plus souvenu, depuis l'arrêté du 24 avril 1849, ou plutôt la mémoire n'est re-

venue aux administrateurs que, pour faire accorder au préfet de la Seine, par le décret du 9 janvier 1861, additionné de celui du 13 avril 1861, dit encore de décentralisation administrative, les mêmes pouvoirs que ceux accordés par le décret du 25 mars 1852 aux préfets des départements dont nous avons parlé plus haut. De cette façon, le préfet de la Seine, assimilé aux préfets des départements, nomme *directement*, sans l'*intervention du gouvernement*, et sur la *présentation des divers chefs de service*, outre et par addition à l'article 5 du décret du 25 mars 1852, les médecins des asiles publics d'aliénés, les médecins des prisons, les médecins des épidémies, les médecins des eaux thermales dans les établissements privés ou communaux. Cela s'appelle faire de la décentralisation administrative, sous *prétexte qu'on n'administre bien que de près*. Nous appellerons au contraire ce procédé, violer la loi du 10 janvier 1849, car les médecins des hospices devaient être nommés au concours. Or qu'est-ce donc un asile public d'aliénés, sinon un hôpital ou un hospice, et peut-être les deux choses à la fois? Et le médecin d'épidémie ne fait-il pas partie des secours à domicile? On a oublié qu'il devait être élu par ses confrères.

Mais toutes ces choses-là ne sont que des peccadilles et nous n'aurions pas songé à les relever si elles ne venaient pas grossir le bilan des charges dont s'est rendue coupable cette traîtresse loi de 1849 contre l'homœopathie, qu'on a traitée avec un acharnement aussi aveugle qu'insensé. A nous de dresser l'acte d'accusation, car il y a eu des victimes ; à l'opinion publique, ensuite, de prononcer son verdict. Les faits que nous allons relater sont connus, il est vrai, du monde homœopathique, mais comme ils ne le sont peut-être pas de nos lecteurs allopathes, et que nous tenons à les édifier avec des preuves authentiques, nous croyons qu'il y a intérêt à les reproduire ici comme la confirmation des griefs bien fondés de l'homœopathie contre la législation actuelle des hôpitaux, et en particulier contre la loi de 1849 et ses additions. Nous empruntons ces faits à un document historique qui n'a jamais été contesté (1).

La première victime de la loi de 1849 est le regretté J.-P. Tessier, dont le nom éveille à la fois dans la science et dans le cœur de ceux qui l'ont connu les souvenirs les plus respectés. Converti à l'homœopathie plusieurs années après avoir été nommé médecin d'hôpital par concours, il l'introduisit vers 1848, dans son service de l'hôpital de Sainte-Marguerite, pour le plus grand bien de ses malades. « L'*administration d'alors*, qu'il ne faut pas confondre avec l'*administration d'aujourd'hui*, — en effet elle était différente puisque la loi de 1849 et ses additions n'existaient pas, — supporta cette innovation. Il n'en fut pas de même de l'administration d'aujourd'hui, qui accueillit l'innovation avec tous les témoignages de la malveillance la plus marquée. Pour montrer la valeur de l'innovation, J.-P. Tessier s'attaqua à la pneumonie et au choléra. Il invita ses confrères à venir voir. « Personne ne vint, on ne voulut rien voir, mais il se fit alors contre lui une *tolle* géné-

(1) *L'Homœopathie dans les hôpitaux*, mémoire à propos de la pétition des ouvriers de Paris et de la pétition au sénat (séance du 1er juillet 1865). — Paris, Baillière, édit., 1865.

ral. Il fut mis en quarantaine, lui, ses élèves, ses amis. Le maître fut dénoncé comme coupable de violation des règlements par ses plus influents collègues. Et cependant la statistique de son service démontrait une mortalité moindre, une économie de médicaments, une maladie moins longue. » (Pages 27-28 du mémoire.) C'est ainsi que, pendant près de quatorze ans, la médication homœopathique fut mise en usage avec le même succès à Sainte-Marguerite, à Beaujon, mais pas à l'Hôtel-Dieu, comme on l'a dit au sénat dans un discours où les erreurs abondent, car les portes de cet hôpital lui furent refusées, malgré son rang d'ancienneté qui lui en donnait le droit suivant un usage respecté. L'*administration* installée par l'effet de la loi de 1849 et de *ses additions* déclara en effet formellement que l'*Hôtel-Dieu ne s'ouvrirait pas à l'homœopathie.* (Pages 31-32.)

« J.-P. Tessier, déjà abreuvé d'amertumes, ne put supporter cette dernière épreuve ; il mourut après cette triste révélation, et avec lui disparut des hôpitaux l'homœopathie, que son courage, son dévouement et sa haute position y avaient longtemps maintenue. » (P. 32.)

Quant à ses élèves, et parmi eux il y en eut d'un grand talent qui auraient certainement été nommés au concours s'ils avaient voulu abjurer solennellement l'enseignement qu'ils tenaient de leur maître, ils concoururent sept ou huit fois, mais toujours en vain (pages 33-34). Ces jeunes et courageux médecins, qui préférèrent immoler leur avenir plutôt que méconnaître les devoirs de la conscience et de la vérité, appartiennent à la liste des notables victimes de cette impitoyable législation qui permit à des juges de concours de se transformer en ennemis systématiques d'une école à laquelle ils refusaient même la liberté de la discussion (pages 33-34). Les noms de MM. Gabalda, Frédault, Jousset, Milcent, Champeaux, Ozanam, J. Davasse, sont devenus, grâce à cette hostilité si peu dissimulée, des noms historiquement mêlés à cette législation. L'avenir s'est d'ailleurs chargé de les venger de ces injustes traitements, car, devenus médecins distingués, leur mérite les élève aujourd'hui aux premiers postes de l'enseignement de l'École libre d'homœopathie qui vient d'être fondée.

Nous mettrons encore au chapitre de l'acte d'accusation que nous venons de dresser contre les lois actuelles sur les hôpitaux, la révocation en 1855 de M. Milcent, comme médecin civil de l'hôpital militaire du Val-de-Grâce, uniquement encourue par le fait que ses *doctrines n'avaient pas le complet assentiment de la Faculté*. La lettre du ministre (page 52 du mémoire) prouve que ce sont les *tendances* et non les *résultats* de l'homœopathie qui ont été la cause de cette exclusion, *véritable excommunication doctrinale* (page 51).

« Peu de temps après cette révocation, de nouvelles victimes de l'ostracisme et de l'infaillibilité scientifiques étaient faites. M. le docteur Ozanam, bibliothécaire de l'Académie de médecine, était contraint de donner sa démission. Et plus tard, les docteurs Davasse et Champeaux étaient exclus pour le crime d'homœopathie, des bureaux de bienfaisance auxquels ils étaient attachés. En 1865, le docteur Patin, l'un des vétérans de cette institution des bureaux de bienfaisance, se voyait menacé et atteint dans sa liberté médicale par des mesures administratives du même genre. Un mémoire du professeur Imbert-Gourbeyre avait, il y a plusieurs années, remporté en comité secret le prix proposé par la Société de médecine des hôpitaux ; mais le pli cacheté renfermant le nom de l'auteur ayant été ouvert, on déclara qu'on ne décernerait pas le prix (page 41 du mémoire).

En présence de pareils faits, est-il permis de parler de *tolérance* et d'*impartialité*? Et cependant la loi du 10 janvier 1849, en créant un dictateur aussi puissant que le directeur de l'assistance publique, avait au moins voulu, comme contre-poids à cette omnipotence administrative, que les médecins des hôpitaux et hospices fussent nommés au concours, et les médecins des secours à domicile nommés au concours ou par l'élection de leurs confrères. Si c'est ainsi qu'on a pratiqué le concours et l'élection depuis vingt ans, il ne faut plus s'étonner si l'homœopathie n'a pas encore eu ses hôpitaux, et à coup sûr il ne faut plus compter sur la loi de 1849 pour les lui faire obtenir.

Ce que l'homœopathie a fait et ce qu'elle fera, elle le devra donc à l'action de sa propre initiative. *Fara da se* sera son mot d'ordre et de ralliement. Examinons maintenant comment elle peut légalement se constituer une et forte.

III

L'hôpital fondé à Paris par la Société médicale homœopathique de France, conformément aux vœux du Congrès homœopathique international de 1867, a été et ne pouvait qu'être une œuvre de liberté et d'initiative privée. Son intérêt bien entendu, selon nous, est de conserver ce caractère d'origine tant que la législation des hôpitaux, dont nous venons de faire l'exposé, n'aura pas subi une modification complète dans le sens de la liberté.

En s'affranchissant du protectorat administratif, l'homœopathie met son établissement sous la sauvegarde de deux grands principes très-populaires en France, la liberté et le droit de propriété. Sur ce terrain, l'œuvre est inattaquable et peut défier la conjuration de tous les intérêts contraires coalisés. A supposer même que ces principes eussent subi quelques atteintes et perdu quelque chose de leur valeur pendant la transition du gouvernement autoritaire ou personnel qui a cessé d'exister aujourd'hui pour faire place au gouvernement constitutionnel, le vote plébiscitaire qui a sanctionné la constitution de 1870 est venu rendre à nos premières manifestations philosophiques de la liberté en France une vigueur et une jeunesse nouvelles. On se souvient sans peine de la formule du dernier vote rappelant l'article 1er de cette constitution de 1870, qui *reconnaît, confirme* et *garantit* les *grands principes proclamés* en 1789. Or ces principes se trouvent dans l'acte mémorable dit : la *Déclaration des droits de l'homme*, et forment le préambule de la constitution de septembre 1791. Nous devons en citer les passages qui viennent fournir les plus fermes appuis de notre démonstration.

Art. 4. La liberté consiste à pouvoir faire tout ce qui ne nuit pas à autrui.

Art. 5. Tout ce qui n'est pas défendu par la loi ne peut être empêché.

Art. 17. La propriété étant un droit inviolable et sacré, nul ne peut en être privé, si ce n'est en cas de nécessité légalement constatée et sous la condition d'une juste et préalable indemnité.

Les articles 544 et 545 du code Napoléon, en répétant ces mêmes idées sous une autre forme, n'ont fait que rendre une fois de plus hommage à la liberté et à la propriété, devenues d'ailleurs deux conditions d'existence indispensables à tout État libre.

Arrivons maintenant à la démonstration. Qu'est-ce qu'un hôpital? C'est un établissement public, ou reconnu d'utilité publique comme établissement charitable, et soumis quant à son mode de création, d'administration et de surveillance, à des lois et à des règlements administratifs que nous avons énumérés plus haut. Cet établissement est spécialement consacré au traitement des malades indigents et privés de ressources. (Circ. min., 31 janvier 1840. — Loi du 7 août 1851.) La pauvreté ou le dénûment constituent, pour tout malade qui se présente, ses droits à l'entrée de l'hôpital. La misère frappe d'autorité à la porte de ce lieu. Ouvre-moi, dit-elle, je suis malade ; et elle entre. C'est ainsi que l'ont voulu en France les lois d'assistance publique qui ont créé un *droit à l'assistance*. *Indigence* et *gratuité*, tels sont les deux termes définis de l'hôpital, reconnu établissement d'utilité publique. C'est pour des institutions de ce genre que l'on a fait tant de lois et tant de règlements. L'article 5 de la loi du 7 août 1851, en donnant à l'administration de l'hôpital un recours en remboursement des dépenses du traitement du malade, ne change rien à la définition ; car ce n'est pas contre le malade lui-même, c'est contre les membres de sa famille, c'est-à-dire les enfants, le père et la mère, que s'exerce ce recours, facultatif et subordonné à la solvabilité des garants.

L'hôpital créé par la Société médicale homœopathique de France ne se trouve pas dans les mêmes conditions. Tous les pauvres et tous les indigents n'ont pas le droit d'y entrer d'autorité. Ce n'est pas un établissement public, c'est un lieu privé, une propriété particulière dans laquelle l'entrée n'est accordée au solliciteur qu'avec la permission des maîtres du logis. Là-bas, on doit la charité du traitement à n'importe qui, à n'importe quoi ; ici, on fait la charité avec discernement à ceux qui en seront jugés dignes par leurs recommandants. Mais, dira-t-on, pourquoi ces préférences ? La souffrance ne crée-t-elle pas chez tous les indigents un droit égal à être secouru ? La réponse est bien simple. L'État ayant conservé le monopole des *hôpitaux gratuits*, il ne restait plus à l'initiative privée que la ressource des *hôpitaux payants*, appelés plus ordinairement maisons de santé. Sous peine de violer la loi, et l'on s'en gardera bien en présence de l'hostilité allopathique, l'hôpital payant ne peut donc recevoir dans son établissement que celui qui paye les soins et le traitement dont il doit être l'objet. Mais, s'il est pauvre, comment veut-on qu'il entre ? Cette question ne regarde pas l'administration de l'hôpital payant, mais simplement les personnes charitables ; et il n'en manquera pas qui s'imposeront bénévolement le devoir de payer le traitement d'un malheureux que la maladie aura atteint et dont la situation aura mérité l'intérêt et la compassion. Sous ce rapport, rien de plus moralisant que ce triage préalable librement exécuté au milieu de tant de misères modestes et discrètes d'une grande ville.

Le tarif des entrées reste d'ailleurs à fixer dans des conditions proportionnées aux ressources dont disposent le malade ou ses répondants.

Propriété privée, hôpital payant, liberté, tels sont les éléments constitutifs de l'hôpital homœopathique, qui n'a d'autre sanction que le droit commun, et pour lequel une loi spéciale et dérogatoire ne devait et ne pouvait avoir aucune raison d'intervenir. Ce genre d'établissement, comme tous les autres établissements simplement protégés par la liberté du commerce et de l'industrie, reste forcément en dehors de l'action du pouvoir.

La preuve que c'est ainsi qu'on a compris la différence des situations entre les deux espèces d'hôpitaux, résulte de l'ordonnance de police du 9 août 1828, qui se contente de prescrire pour accorder l'autorisation, l'accomplissement de certaines mesures de salubrité, d'hygiène et de police, inséparables de tout établissement de ce genre, mais ne vise aucun texte de loi restrictif de la liberté de créer de tels établissements.

A l'appui de notre opinion, nous citons le passage

du *Dictionnaire de l'administration française* de MM. Block, au mot : *Maison de santé :* « Établissement où, moyennant rétribution, on reçoit à demeure les malades pour y être soignés et les femmes enceintes pour y faire leurs couches. Les maisons de santé n'ont été réglementées par aucune législation spéciale. Seulement la loi du 30 juin 1838 détermine les règles relatives aux établissements particuliers ou publics dans lesquels les aliénés sont reçus ou traités.

« Pour le ressort de la préfecture de police de la Seine, ce qui concerne l'établissement des maisons de santé en général, leur régime intérieur, leurs rapports avec l'administration ont été réglés par une ordonnance de police du 9 août 1828.

« Ainsi, il ne peut être établi à Paris, dans le département de la Seine et dans les communes de Saint-Cloud, Sèvres et Meudon, aucune maison de santé sans une autorisation du préfet de police (art. 1er).

« Sont considérés comme maisons de santé, les établissements où l'on reçoit à demeure, *à titre onéreux,* les personnes de l'un et de l'autre sexe en traitement, et les femmes enceintes pour faire leurs couches (art. 2).

« Toute personne qui voudra établir une maison de santé indiquera, dans sa demande, le nombre des pensionnaires que l'établissement pourra contenir ; ce nombre sera mentionné dans la permission.

« Le nombre ainsi fixé ne pourra être excédé, à moins que l'on ne justifie de nouvelles constructions et d'une extension suffisante donnée aux localités (art. 3). »

L'ouvrage ajoute « que, relativement aux maisons particulières d'accouchement, pendant longtemps, le gouvernement les a assimilées, du moins quant à la surveillance, aux maisons meublées dont il est fait mention au paragraphe 2 de l'art. 475 n° 2 du code pénal. Dans un certain nombre de départements, les préfets ont même pris des arrêtés spéciaux à ce sujet. Ces arrêtés ont été souvent appliqués sans obstacle ; mais lorsque leur exécution s'est trouvée, par la résistance des sages-femmes, portée devant la justice, il a été décidé que, dans l'état actuel de la législation, aucune surveillance ne pouvait être exercée sur les maisons particulières d'accouchement. »

En effet, la jurisprudence relative à ce dernier fait, c'est-à-dire à la question de savoir si les sages-femmes sont tenues de tenir le livre de police des entrées imposé à tout hôtelier ou loueur en garni, s'est confirmée en ce sens que les maisons d'accouchement ne sont pas assimilables aux entrepreneurs de logements garnis. Arrêts de la Cour de cassation, 22 août 1845, 18 juin 1846, qui se fondent sur le respect dû au secret médical (art. 378 du code pénal). Dans le même sens, Dufour, *Droit administratif*, t. I, p. 571, Collection Sirey, 1846, 1, 696.

Le Répertoire Dalloz, voy. *Maison de santé*, contient une définition de la maison de santé qui confirme ce qui précède, et ajoute : « Il n'existe pas de législation réglementaire générale sur les maisons de santé. »

Quant à l'autorisation du préfet de police, elle ne peut être refusée dès lors que l'établissement remplit toutes les conditions voulues. Un refus d'autorisation motivé arbitrairement sur d'autres raisons que l'inobservation des règles ordinaires de sûreté, de salubrité et d'ordre exposerait le fonctionnaire à un recours judiciaire.

On nous pardonnera d'avoir insisté avec quelque développement sur les différences qui séparent l'hôpital gratuit de l'hôpital payant; il fallait bien rétablir la lumière dans ce fouillis de textes derrière lequel se cachent si facilement l'arbitraire et la partialité. Il devient donc désormais de toute évidence et à l'abri de toute critique, qu'à côté de l'hôpital gratuit, c'est-à-dire l'établissement officiellement reconnu et fonctionnant sous la surveillance administrative, il y a place dans notre société pour l'hôpital payant, c'est-à-dire l'établissement libre et s'appartenant à lui-même.

Nous voudrions pouvoir, à l'aide des principes juridiques que nous venons de développer précédemment, arriver aussi à démontrer la possibilité de créer dans l'hôpital l'enseignement homœopathique. En effet, cette institution ne remplirait que la moitié du but que ses fondateurs se sont proposé, si l'on se bornait à recevoir et à traiter les malades, puis à consigner dans des procès-verbaux les faits que viendrait révéler la pratique. Il est évident que l'intérêt scientifique réclame beaucoup plus aujourd'hui; ce qu'on veut, c'est l'enseignement des principes de Hahnemann, que les facultés et les corps officiels se sont obstinément jusqu'ici refusés à donner, quand ils ne l'ont pas, trop souvent, hélas! odieusement travesti et dénaturé par un esprit de dénigrement et d'hostilité systématiques. On demande des cours, dans lesquels les médecins, les étudiants en médecine puissent venir constater, *contrôler même au lit du malade*, la valeur de la découverte de Hahnemann. Voilà ce que réclament d'urgence les populations alarmées, en présence de tant d'épidémies cruelles et de l'impuissance de la médecine officielle. Pourquoi, disent bien des gens, n'avoir pas encore des hôpitaux homœopathique, quand le tiers de la ville se fait traiter par l'homœopathie? C'est pour donner satisfaction au vœu public que le règlement du service de l'hopital autorise la commission administrative, ainsi que tout chef de service à admettre à la visite des malades, à la consultation, aux leçons cliniques, tout médecin ou étudiant qui justifient de leurs qualités et qui en font la demande.

Mais l'État, auquel les lois de notre pays, par une singulière anomalie, ont accordé la tutelle de l'enseignement supérieur, tandis qu'elles affranchissaient l'enseignement primaire et secondaire, aura-t-il le triste courage d'interdire cet enseignement homœopathique, quand, d'un autre côté, il autorise et tolère de toutes parts, des conférences, des chaires libres, des sociétés, des associations de toute sorte? L'État voudra-t-il user de cette loi draconienne de l'enseignement supérieur, alors qu'il l'a lui-même frappée de mort, en déclarant qu'il voulait affranchir l'enseignement? osera-t-il, à ces milliers de souscripteurs appartenant à toutes les classes de la société, qui sont venus apporter leur contingent à une fondation d'intérêt général et d'humanité, leur dire : Je ferme votre enseignement, alors que fonctionnent partout à l'étranger, et même dans quelques-unes de nos provinces, des hôpitaux et des cliniques homœopathiques?

Nous n'avons pas ici à présager la réponse à ces questions. Ce que nous voulons constater, c'est que nous vivons dans un état transitoire de liberté, accepté par tout le monde et par l'État lui-même. Il n'y a pas, il

est vrai, abrogation d'une loi, mais il y a une loi démo-
nétisée ; nous sommes dans une période d'éducation,
d'apprentissage, s'il est permis de s'exprimer ainsi, où
l'État consent à laisser faire pour apprendre aux citoyens
à faire. L'État n'a donc aucun motif pour venir troubler
par des actes d'intolérance le nouvel enseignement
homœopathique.

S'il en est ainsi, et puisque l'État désarme, nous
n'avons plus besoin, parce que l'on pourrait le prendre
pour une bravade ou une taquinerie, qui sont loin de
nos intentions, de rechercher et de dire par quels
moyens légaux l'homœopathie, en cas d'obstacles administratifs, pourrait encore faire cet enseignement en dépit de la loi sur l'instruction supérieure et de la loi sur
les associations.

Quant à la capacité civile de l'établissement, elle nous
paraît entière, soit que l'on suppose que la propriété de
l'hôpital payant réside sur une seule personne qui en
est propriétaire, soit que l'on imagine les diverses formes sous lesquelles peut se constituer une propriété
entre plusieurs individus, telles que communauté, indi-
vision, société civile, société commerciale. Dès lors tous
les droits que l'on peut se figurer appartenir à un in-
dividu capable, tels que droits d'acquérir, aliéner, recevoir par donations ou testaments, dons manuels,
quêtes et offrandes, appartiendront à celui ou à ceux qui
seront propriétaires de l'établissement.

Cependant il est un point de détail, facile d'ailleurs
à modifier, sur lequel nous devons appeler spécialement l'attention, parce qu'il diminue un des éléments
de la capacité du propriétaire. L'hôpital homœopathi-

que s'est fondé mi-partie avec des souscriptions offertes
à titre de dons par le public, ami et partisan de l'homœopathie, mi partie avec des souscriptions volontaires
faites par des médecins. Une commission composée de
plusieurs médecins et pharmaciens a été nommée par la
Société médicale homœopathique de France, dans sa
séance du 4 avril 1870 (voy. *Bulletin*, 1870, p. 26),
pour administrer l'hôpital pendant l'époque transitoire
qui s'écoulerait jusqu'au moment où la fondation se
transformerait en société civile ou commerciale. Mais si
cet état provisoire se continuait dans la forme actuelle,
il en résulterait que l'hôpital ne pourrait recevoir les dons
ou legs qui pourraient être faits par les malades soignés
dans cet établissement. En effet, la commission administrative qui représente aujourd'hui légalement l'hôpital,
est composée à peu près des mêmes personnes que celles
appelées par l'élection de leurs confrères comme chefs
de service chargés du traitement des malades. Or ici se
dresse l'incapacité de l'art. 909 du code Napoléon, qui
interdit aux médecins, chirurgiens ou pharmaciens, de
profiter des dispositions entre-vifs ou testamentaires
faites en leur faveur par des malades qu'ils auront
traités pendant la maladie dont ils sont morts. Il importe donc que la fondation se régularise le plus tôt
possible, et qu'une société légalement organisée et composée d'éléments appartenant aussi bien au corps médical qu'au public des souscripteurs, constitue la propriété sur des bases qui ne l'exposent pas à des in-
capacités légales.

A l'égard de la forme de constitution sociale qu'il
conviendrait d'adopter pour répondre le mieux aux exi-

gences de la situation, nous ne nous permettrons pas
d'en parler ici, cette question étant réservée à l'appré-
ciation de ceux qu'elle intéresse le plus directement.
Qu'il nous suffise de rappeler que la loi du 24 juillet
1867, qui a organisé le fonctionnement des sociétés
par actions, est venue fort à propos favoriser singu-
lièrement l'organisation de l'œuvre par cette nouvelle
disposition qui dispense à l'avenir les sociétés ano-
nymes de l'autorisation du gouvernement pour leur
fondation. En effet, le gouvernement n'intervenant plus
dans la création des sociétés civiles ou commerciales, ni
pour les secourir ni pour les gêner, elles ont recouvré
à la fois toute leur capacité et toute leur indépendance. L'intervention du gouvernement n'a été réservée que pour les sociétés d'assurances et les tontines,
dont la constitution est indifférente à celle de l'hôpital
payant.

De l'exposé qui précède, on voit combien les partisans de l'homœopathie ont été bien inspirés de ne demander aucune faveur au gouvernement, puisque la liberté seule leur donne tous les avantages dont ne jouissent
même pas les établissements gratifiés de la protection
de l'État. N'étant l'œuvre d'un seul, ni de quelques-uns,
mais d'un très-grand nombre, la liberté, qui aura aidé à
fonder cet hôpital, aidera également à le défendre si jamais on songeait à l'attaquer. A l'abri d'une telle situation, on peut désormais tranquillement attendre qu'il
plaise au législateur de rétablir l'équilibre rompu dans
la balance de l'équité, et que les adversaires de l'homœopathie, vaincus eux-mêmes par l'évidence, viennent,
justes représailles des faits passés, demander à leur tour

d'être délivrés du joug de cette législation dont ils seront bientôt victimes, après l'avoir fait servir à opprimer leurs adversaires.

RÈGLEMENT

POUR LE

SERVICE MÉDICAL DE L'HOPITAL HOMŒOPATHIQUE

Rue Saint-Jacques, 282, à Paris

FONDÉ PAR LA SOCIÉTÉ MÉDICALE HOMŒOPATHIQUE DE FRANCE

SOUS LE NOM DE

MAISON SAINT-JACQUES

(Ce règlement a été voté dans la séance du 9 mai 1870.

Chapitre Ier. — *Personnel médical.*

1. Le personnel médical de la maison Saint-Jacques comprend :
Des médecins chefs de service,
Des médecins consultants,
Des médecins honoraires.

2. La nomination à ces divers titres est conférée par le suffrage des médecins souscripteurs.

Partie Iʳᵉ. — *Médecins chefs de service.*

1. Les *médecins chefs de service* sont chargés du traitement des malades admis à la maison Saint-Jacques.

2. Ces médecins, au nombre de six, sont élus par les médecins souscripteurs, par voie de suffrage universel et direct, par scrutin de liste secret, à la majorité absolue. — Dans le cas où la majorité absolue ne serait pas acquise aux six premiers candidats, il serait pourvu aux places restées vacantes de la façon suivante : sur la liste des candidats n'ayant pas atteint cette majorité absolue, il est pris, par ordre de suffrage acquis, un nombre de noms double des places restant à remplir ; et parmi ces noms sont choisis les titulaires à nommer dans un second tour de scrutin, lequel procède par ballottage, à la majorité relative.

3. Le roulement du service médical est déterminé par le nombre relatif des voix obtenues par chacun des élus. Les *quatre* premiers élus entrent en activité, en se partageant les quatre trimestres de l'année, chacun d'eux choisissant sa période trimestrielle d'après l'ordre de nomination.

Les *deux* suivants constituent une réserve pour le cas où la mort, une démission, une maladie de longue durée, une absence prolongée nécessiteraient un remplacement. — C'est la *Commission administrative* qui prononce sur l'opportunité de ce remplacement.

4. Chaque chef de service en activité choisit un médecin adjoint pour l'assister dans le travail de clinique, duquel il reste chargé et responsable.

5. Les chefs de service sont nommés pour trois ans.

6. Ils sont rééligibles.

Partie II. — *Médecins consultants.*

1. Les *médecins consultants* assurent le concours de leurs lumières aux médecins chefs de service, lorsqu'ils en sont priés par ceux-ci.

2. Ces médecins, au nombre de *quatre*, sont nommés par le même corps électoral, et d'après le même mode que les médecins chefs de service.

Partie III. — *Médecins honoraires.*

1. Les *médecins honoraires*, dispensés de tout service obligatoire, reçoivent par ce titre un gage de reconnaissance pour services éminents rendus à l'homœopathie, et continuent de la sorte à leurs confrères en activité l'appui moral de leur patronage.

2. Seront inscrits parmi les médecins honoraires, après demande de leur part, par décision de l'assemblée générale, les médecins chefs de service et les médecins consultants qui auront cessé leur exercice.

Chapitre II. —*Clinique de la maison Saint-Jacques.*

1. Les lits de la maison Saint-Jacques sont affectés exclusivement au traitement des maladies aiguës.

2. Les malades sont admis dans le service de la maison Saint-Jacques par le chef de service en activité : 1° spontanément en cas d'urgence ; 2° sur la présentation des personnes qui ont fondé un lit ; 3° sur la demande des médecins souscripteurs.

3. Le chef de service pourvoit, par lui-même ou par son adjoint, au service de consultation annexé à la maison Saint-Jacques, à la seconde visite de la journée, au service nocturne d'urgence.

4. Les prescriptions du chef de service sont remises à la charge de la *commission administrative.*

5. Le chef de service admet à la visite des malades, à la consultation, aux leçons cliniques, tout médecin, tout étudiant en médecine, justifiant par pièces authentiques, de la possession d'un diplôme ou d'inscriptions à une école de médecine. Ont leur entrée de droit, à l'heure de la clinique, les médecins honoraires ou consultants, les membres de la commission administrative, les médecins souscripteurs.

6. La *commission administrative,* après en avoir délibéré, mettra à la disposition des médecins homœopathes des salles spéciales pour leçons et consultations.

Chapitre III. — *Administration du service médical.*

1. Le secrétaire de la *commission administrative* est chargé d'adresser les avis relatifs au mouvement du service médical, de recevoir les demandes adressées à la *commission administrative*, et de transmettre les résolutions arrêtées par elle.

2. La *commission administrative* est interprète et juge dans toutes les questions litigieuses que pourrait soulever l'application du présent règlement.

La Société décide que, le 30 mai 1870, les médecins souscripteurs seront convoqués pour élire *six médecins chefs de service.*

SERVICE MÉDICAL DE LA MAISON SAINT-JACQUES

ÉLECTIONS DU 30 MAI ET DU 20 JUIN 1870

MÉDECINS CHEFS DE SERVICE :

MM. Jousset,
    Frédault,
    Milcent,
    Gonnard,
    Molin,
    Cretin.

MÉDECINS CONSULTANTS :

MM. Ozanam,
    Perry,
    Love,
    Chanet.

MÉDECINS HONORAIRES :

MM. J. de Hysern (Madrid),
    Imbert-Gourbeyre (Clermont-Ferrand),
    Davet (Paris).

PARIS. — IMP. SIMON RAÇON ET COMP., RUE D'ERFURTH, 1.

PARIS. — IMP. SIMON RAÇON ET COMP., RUE D'ERFURTH, 1.